U0336042

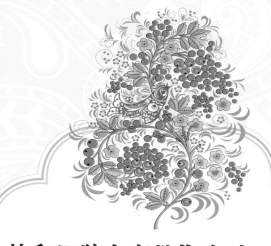

协和医院专家教你吃对不生病

高血压吃什么

宜忌速查

李宁 主编

化学工业出版社

·北京·

全案策划：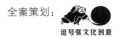
逗号张文化创意

编写人员名单

主　　编：李　宁

编写人员：陈春霞　陈海燕　程东珍　崔江林　戴元香　单　兵　单辉霞　周昀亮　刘文娟　邹　燕
　　　　　丁　红　董学英　方显利　丰珍玉　付翠珍　付秀珍　龚玉霞　张志庄　胡兴涛　李天汉
　　　　　关绪军　郭飞飞

摄　　影：张腾方　郭志水　何　辉　胡金玉

菜品制作：胡庭英　黄　华　贾海兰　江代红　蒋双红

图书在版编目（CIP）数据

高血压吃什么宜忌速查／李宁主编 .—北京：化学工业
出版社，2014.1（2017.3重印）

（协和医院专家教你吃对不生病）

ISBN 978-7-122-18032-2

Ⅰ.①高…　Ⅱ.①李…　Ⅲ.①高血压－食物疗法

Ⅳ.① R247.1

中国版本图书馆 CIP 数据核字（2013）第 169634 号

责任编辑：杨骏翼　高　霞　　文字编辑：赵爱萍
装帧设计：逗号张文化创意
责任校对：战河红

出版发行：化学工业出版社（北京市东城区青年湖南街 13 号　邮政编码 100011）
印　　装：北京瑞禾彩色印刷有限公司
710mm×1000mm　1/16　印张 14　字数 260 千字　2017 年 3 月北京第 1 版第 7 次印刷

购书咨询：010-64518888(传真：010-64519686)　售后服务：010-64518899
网　　址：http://www.cip.com.cn
凡购买本书，如有缺损质量问题，本社销售中心负责调换。

定　　价：29.80 元

前言

随着生活水平的提高，人们的饮食越来越丰富，一些现代"富贵病"，如高血压病、糖尿病等的患病率也呈上升趋势，这些疾病是人类健康的"无形杀手"，不同程度地损害着人们的健康。

高血压病是多种疾病的导火索，会使冠心病、心力衰竭及肾脏疾患等疾病的发病风险增高，所以对待高血压病要积极预防，并要早发现，早治疗。

防治高血压病，饮食调养是基础，饮食习惯的好坏起着至关重要的作用，掌握正确的饮食原则和方法，摒弃不良的饮食习惯，再配合药物治疗，可达到延缓病情发展，降低死亡率的目的。为了有效防治高血压病，我们特编写了本书，希望更多的患者通过饮食调养稳定血压，控制病情。

本书分五章，第一章介绍高血压病的基本常识，让读者对高血压病有一个基本的认识，以便积极预防，及时治疗。第二章介绍高血压病的饮食原则以及怎样安排饮食，读者朋友可根据自身热量需求，搭配不同的食谱，科学合理、循序渐进地逐步平复血压。第三、四章介绍高血压合并症和特殊类型的高血压患者的调养方案，对饮食调理、生活护理、按摩调养几方面都一一进行了介绍，读者朋友可参照这两章悉心调理，争取把疾病对生活的影响降到最低。第五章选取了多种降血压应该吃的食物进行重点解析，读者朋友既可了解每种食材的营养功效，又可了解用量和搭配，还可参照食谱做出美味的食物，通过这一章的阅读，读者对高血压病可以吃什么以及怎么吃就有了一个清晰的了解。

患了高血压病不要悲观消沉，要积极地进行饮食调养，保持乐观的心态，树立正确的健康观，增强治疗疾病的信心。

希望本书能给高血压病患者带来健康和快乐！

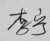

目录

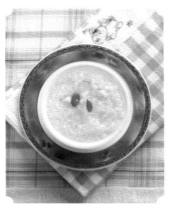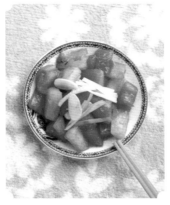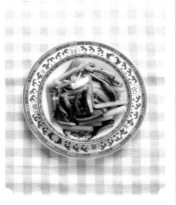

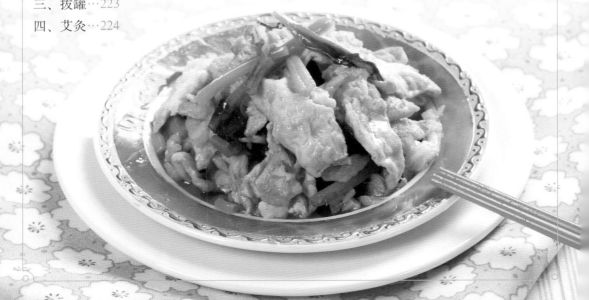

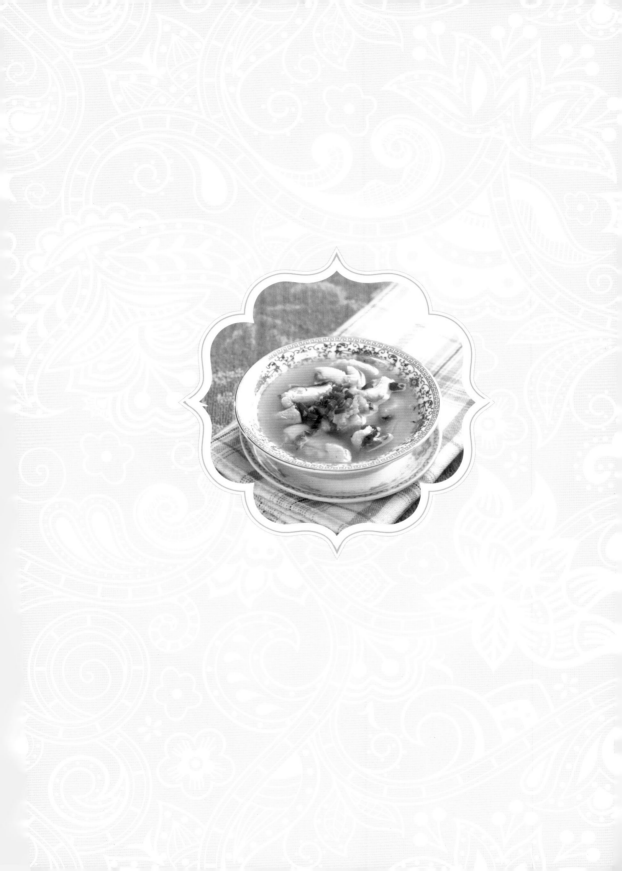

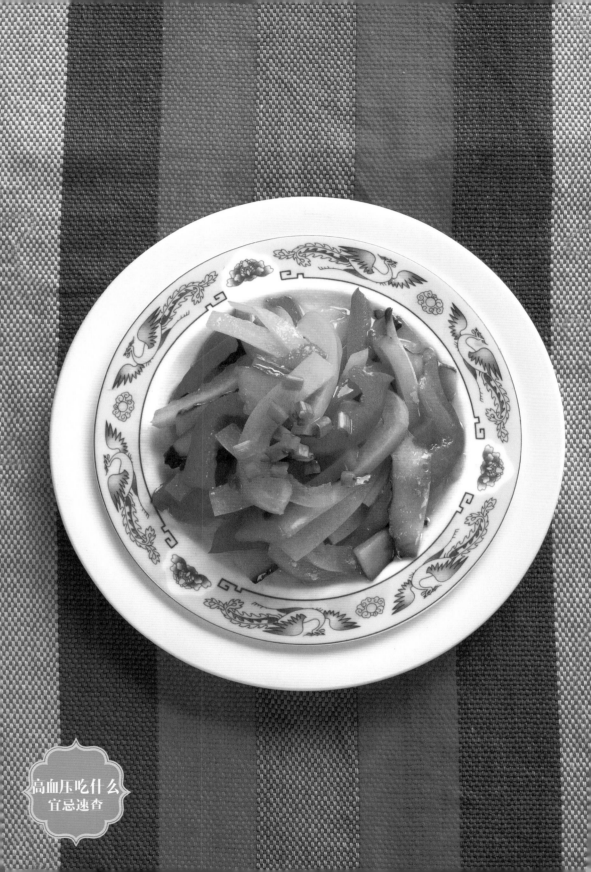

第一章
高血压病常识早知道

高血压病是中老年人常见的慢性病，发病率高，可引起身体其他病变，严重影响健康。只有了解高血压病的危害、症状，早发现早治疗，才能把疾病消灭在萌芽状态。

认识高血压病

高血压病是指在静息状态下动脉收缩压大于等于 140 毫米汞柱和（或）舒张压大于等于 90 毫米汞柱的一种病症。常伴有脂肪和糖代谢紊乱以及心、脑、肾和视网膜等器官功能性或器质性改变。

高血压病的分类、分级及分期

按病因分类

1. 原发性高血压

绝大多数患者高血压的病因不明，称之为原发性高血压，占高血压病患者总数的 95% 以上。

2. 继发性高血压

继发性高血压是指继发于其他疾病或原因的高血压，约占所有高血压病患者的 5%。如由内分泌疾病、肾脏疾病、脑部疾患、血管病变、妊娠期等引发的高血压都为继发性高血压。

按血压水平分级

根据我国最新的高血压指南，血压水平定义和分类见下表。

类别	收缩压／毫米汞柱	舒张压／毫米汞柱
理想血压	<120	<80
正常血压	120~129	80~84
正常高值	130~139	85~89
高血压	≥ 140	≥ 90
1 级高血压（"轻度"）	140~159	90~99
2 级高血压（"中度"）	160~179	100~109
3 级高血压（"重度"）	≥ 180	≥ 110
单纯收缩期高血压	≥ 140	<90

注：1. 若收缩压与舒张压分属不同级别时，则以较高的分级为准；2.1 毫米汞柱 = 0.133 千帕。

高血压病如何进行分期

Ⅰ期高血压

临床上无症状，或仅有轻度头晕、头重、失眠、记忆力减退及注意力不集中等症状。此期眼底检查正常，心、脑、肾等器官无器质性损害。

Ⅱ期高血压

血管持久痉挛而致硬化，血压持续升高，心、脑、肾有轻度器质性改变，但脏器功能不受限制。

Ⅲ期高血压

由于长期舒张压升高、动脉硬化，心、脑、肾供血不足而致纤维化，在此基础上出现功能障碍。此期舒张压高于160毫米汞柱，收缩压升高或升高不明显。临床症状多表现为左心衰竭、肾功能衰竭以及急性脑血管疾病和高血压脑病。

哪些人易患高血压病

● 肥胖者

肥胖者患高血压病的概率比较高。60 岁以上老年人中，体重正常者患病率为 50% 左右，而肥胖者患病率为 70% 左右。

● 精神紧张者

从事精神紧张度高的职业者，如驾驶员、会计、证券经纪人等，若不经常进行体育锻炼，患高血压病的可能性较大。

● 摄入食盐较多的人

摄入钠过多会使血压升高，而低钠、高钾、高钙容易降血压，因此高血压病患者要严格控制食盐的摄入量。

● 父母患有高血压病者

高血压病有明显的遗传特征，父母是高血压病患者，儿女患高血压病的概率会大大增高。

● 长期吸烟、饮酒者

吸烟不仅容易引起呼吸道疾病，而且吸烟可导致心率加快，血压增高，容易引发高血压病、冠心病等危险性疾病，酒精摄入量超过一定限度也会导致血压升高。

● 长期摄入动物脂肪较多者

动物脂肪含有较多的饱和脂肪酸，饱和脂肪酸对心血管系统是有害的，因此摄食动物脂肪多的人比食用含不饱和脂肪酸较多的植物油、鱼油的人易患高血压病。

早发现，早治疗

多数高血压病患者在早期没有明显症状，经常会错过最佳治疗阶段。如果及早发现血压偏高或已经患有高血压病，可以及时预防，尽早治疗，这样对高血压病患者的预后有极大的好处。

超过 35 岁以上的人每年至少测 4~6 次血压，易患高血压的人群更要勤体检、勤测血压。当出现头晕、头痛、失眠、耳鸣、心慌、胸闷、无力、颈项剧痛、水肿等状况时，应及时检查血压，以确定上述状况是否是高血压引起的。

一旦发现患了高血压病要及时治疗，症状不明显者要采用控制体重、限盐、有氧运动等非药物治疗手段来稳定血压。如果一个月后血压继续升高，要接受降压药物进行治疗。如果血压持续升高，并且已出现心、脑、肾脏的损害，就要积极接受药物治疗，而且非药物治疗手段也要同时进行。

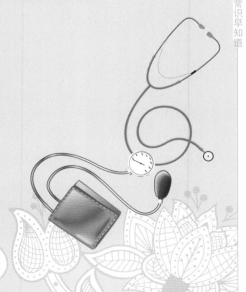

高血压病的症状和危害

高血压病的主要症状为头晕、头痛，并伴有其他症状，一旦出现高血压病症状的患者应尽早检查治疗，以免对身体造成更严重的危害。

高血压病的症状

高血压病的主要症状

头晕

头晕是高血压病最多见的脑部症状之一。大部分患者表现为持续性的沉闷不适感，还有一些患者常在突然蹲下或站起时出现头晕现象。经常头晕会妨碍思考，降低工作效率，使记忆力下降。

头痛

头痛表现为持续性钝痛或搏动性胀痛，严重时会引起恶心、呕吐，头痛的部位在两侧太阳穴或后脑，多由血压突然升高使头部血管反射性强烈收缩所致。

伴随主要症状的其他症状

胸闷、心悸

若出现胸闷、心悸的现象意味着患者的心脏已经受到了高血压的影响。血压长期升高导致左心室扩张或者心肌肥厚，心脏的负担加重，进而发生心肌缺血或心律失常，患者会感到胸闷、心悸。

耳鸣

高血压病导致的耳鸣是双耳耳鸣，响声像蝉鸣或脑中"嗡嗡"响，且持续时间较长。

手脚麻木

常见于手指、脚趾麻木，或颈背部肌肉紧张、肌肉酸痛等。

出血

以鼻出血最为多见，也可能会发生眼底出血、结膜出血、脑出血等。

注意力不集中、记忆力减退

患者注意力不集中，思维分散。记忆力下降，尤其以记不住近期发生的事情为主要特征。

肾脏表现

肾血管病变的程度和血压及病程密切相关。长期高血压会导致夜尿频多，尿中含蛋白、管型及红细胞。

高血压病的危害

高血压是多种心脑血管疾病的重要病因和危险因素，影响重要脏器如心、脑、肾的结构与功能，最终导致这些器官功能衰竭，其引起的脑卒中、心肌梗死等心脑血管疾病已成为我国国民健康的第一杀手。尽管目前治疗手段很多，但大多数患者并没有达到标准的血压控制目标。如果不进行治疗，高血压将导致脑卒中、动脉粥样硬化、心肌梗死、充血性心力衰竭、肾衰和失明。因此，高血压病患者应做到早诊断、早发现、早治疗，将高血压的危害降到最低。

高血压病的生活调养

人的身体就像一部机器，只有经常保养、不断维修，保证各部件没有损坏才能正常运行。良好的生活习惯和饮食习惯是保证人体这台机器正常运转的前提条件。若患了高血压病就应该精心调养，控制病情，以防止病情不断恶化。

调节生活方式

现代人生活节奏较快，工作负荷过重，精神压力较大，如果不注意调节生活方式很容易患上高血压病。而且一些看似细微的生活细节对血压控制也有着至关重要的作用。

不熬夜，定时作息

高血压病患者要尽量遵守每天正常的作息制度。一天的睡眠不应少于 7~8 小时。一天中，躺着或稍微抬起双腿坐着休息几次，每次 15~20 分钟，最好是放松地平躺在硬木床上。对于需要长时间坐着上班的人来说，一天应该从桌旁站起来数次，每次 3~5 分钟。良好的睡眠和作息能确保自主神经的规律化，能预防高血压病的发生。

适量的运动

高血压病患者进行适当的体育锻炼可增强身体抵抗疾病的能力，能有效地控制血压，并能减少高血压并发症的发生。具体的运动项目可选择散步、慢跑、打太极拳、练气功、游泳等，每次运动时间应不少于 30 分钟，并且需长期坚持。运动强度应因人而异，运动后每分钟的心率以不超过 110 次为度，不要盲目加大运动量。

保持良好的精神状态

不良情绪对高血压有较明显的影响，愤怒、仇恨、焦虑、恐惧、抑郁等情绪，可使血压升高，尤其以愤怒、焦虑、仇恨与血压的关系最为密切。高血压病患者应努力保持宽容、平和、乐观，避免焦虑和恐慌。同时，良好的心态对高血压病患者的恢复也有着至关重要的作用，不仅可使大脑得到恢复，也有利于血管扩张，可有效地控制血压。

控制体重

肥胖是高血压病一个很重要的诱因。高血压病患者应积极有效地降低体重，使体重保持在一个正常水平，有研究显示，体重每减少 5.1 千克，平均收缩压和平均舒张压会分别下降 4.4 毫米汞柱和 3.6 毫米汞柱。

戒烟，限酒

高血压病患者如果大量吸烟或酗酒，可使血压进一步增高，并会对血管造成严重危害，比不吸烟、喝酒的高血压病患者更易发生心、脑、肾等各器官的并发症。因此，高血压病患者应戒烟、限酒。

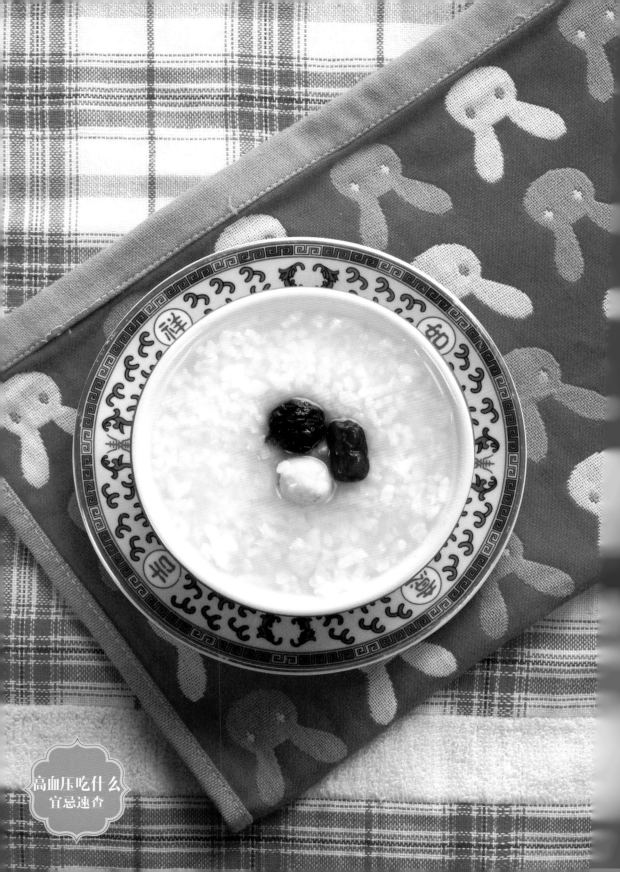

高血压吃什么
宜忌速查

第二章
高血压病患者日常饮食巧搭配

高血压病与饮食习惯息息相关，科学合理的饮食有利于高血压病患者降低和控制血压水平。

日常饮食须注意

　　高血压病患者在日常的饮食中要遵循一定的原则，合理安排膳食，并走出饮食误区，注意摄取能降血压的营养素。

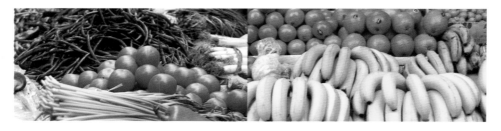

高血压病患者饮食原则

饮食有规律

　　不规律的饮食会打乱人身体的正常节奏，对高血压病患者而言，这种不规律性会影响疾病的康复，还会降低降压药的药效。

　　一日三餐要有规律。每餐不要吃得过饱，过饱会加重心脏和血管的负担。

　　吃饭要专心。一边吃饭一边说话或看电视等行为会分散大脑的注意力，使胃对"饱"不敏感，不知不觉就吃多了，不容易控制饮食。

　　控制吃饭速度。吃饭过快同吃饭时做其他事情一样，不容易对"饱"产生感觉，当感觉到饱时，已经吃下比平时多15%的食物了。

减少钠的摄入量

　　人体对钠的主要摄入来源是食盐。食盐的摄入量与高血压病的发病率呈正比例关系。一般情况下，摄入食盐越多，患高血压病的概率越高。如若减少食盐的摄入量，可使降压药的疗效倍增，从而减少降压药的用量。对于轻度或早期的高血压病患者，单纯限盐就能使血压恢复正常。

　　正常人每天食盐的摄入量在8~10克，血压偏高的人每天吃盐不超过6克，已经患高血压病的人每天吃盐不要超过5克。但是突然降低饭菜的咸味容易使人减少食欲，减盐的秘诀是一点点减少，使人慢慢适应。

　　在计算食盐的摄入量时往往会忽略掉一些食品和调味品。小点心、油条、面包、香肠等本身含有一定的盐分，酱油、咸味沙拉酱、咸菜等含盐量较多，要尽量少吃。另外，一些口感上不带咸味的调味品，如甜面酱、番茄酱等也可能含有不少的盐分，食用时要注意。

常吃新鲜水果和蔬菜

蔬菜和水果中含有较多的膳食纤维和维生素C，能将体内多余的水分、钠、胆固醇排出体外，有利于降低血压。如芹菜、番茄等有平稳血压的作用。另外，蔬菜、水果中还含有丰富的营养素，有益于血压的调节。

限制脂肪的摄入量

摄入饱和脂肪酸和胆固醇过多，不仅会使体重增加，还会引发高血压。烹调时，最好选用植物油，植物油能延长血小板聚集时间，抑制血栓形成，从而降低血压。而动物油可升高胆固醇，增加高血压脑卒中的发病率。在日常饮食上，应严格控制肥肉、蛋黄、奶油、鱼子等含高脂肪和高胆固醇的食物，多吃含不饱和脂肪酸、低胆固醇的食物，如蔬菜、水果、瘦肉、鱼类等。

适当限制蛋白质的摄入量

通过对蛋白质的摄入与高血压的关系的研究表明，适量摄入一定量的优质蛋白质，可以降低高血压病的发病率，每天每千克体重蛋白质的供应量应在1克左右，每天吃适量的乳类、蛋类和肉类，每周吃2~3次鱼类和豆制品即可满足对蛋白质的需求。

适当增加膳食中钾的摄入

多吃含钾的食物有利于降低血压，因为钾能对抗钠对血压的不利影响，能缓解钠对人体的损害。含钾丰富的食物有口蘑、紫菜、黄花菜、香菇、木耳等。

提倡高钙饮食

对一般人群的调查结果显示，每天钙摄入量小于300毫克者高血压的发病率是每天钙摄入量大于1200毫克者的2~3倍。调查表明，钙日摄入量多者血压低，少者则血压偏高。因此注意饮食中钙的摄入对防治高血压十分有益。世界卫生组织建议，每天补钙至少应在800毫克以上，老年人应在1000毫克以上。含钙丰富的食物有低脂奶酪、带鱼、杏仁、小黄花鱼、油菜、黄豆等。

增加粗粮、杂粮的摄入量

高血压病患者除了要限制饮食之外，也应该多吃粗粮、杂粮如糙米、玉米等，少吃精制的米和面。

大部分粗粮不但富含人体所需的氨基酸和蛋白质，还含有钙、磷等矿物质及维生素。相对细粮，粗粮中膳食纤维含量较高，丰富的膳食纤维会对大肠产生机械性刺激，加速肠蠕动，促进食物残渣尽早排出体外，防止便秘，使人体正常运转。多吃糙米、玉米等粗粮、杂粮，可以改善和提高锌、镉的比值，阻止动脉粥样硬化，减少镉的积聚，有益于高血压病的防治。

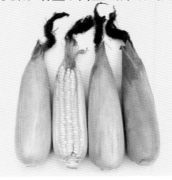

与降压有关的营养素

高血压病与营养素摄入是否合理息息相关，了解与降压有关的营养素，能够帮助高血压病患者科学合理地安排饮食，有针对性地进行营养补充，更有效地控制血压。

维生素 C

食物来源

维生素 C 主要来源于橘子、猕猴桃、大枣、油菜、小白菜、番茄、莴笋叶、芹菜叶等水果和蔬菜。

对调节血压的好处

维生素 C 能够保护动脉血管内皮细胞免受有害物质的损害，有助于降低血压。高血压病患者血液中维生素 C 含量高者，其血压相对较低。

建议摄入量

每天宜摄入100毫克。

营养师提醒

维生素 C 在酸性环境中较稳定，在烹调时放些醋或者和酸性食物搭配食用可提高维生素 C 的利用率。

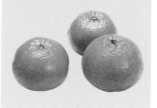

ω-3 脂肪酸

食物来源

ω-3 脂肪酸属于多不饱和脂肪酸，主要来源于亚麻籽油、核桃、豌豆、大豆、鲑鱼、金枪鱼、鳟鱼、鲱鱼等。

对调节血压的好处

ω-3 脂肪酸可降低血液中甘油三酯和胆固醇的含量，可扩张血管，使血液流通顺畅，从而降低血压。同时还可抑制血小板凝集，防止血栓形成和脑卒中。

建议摄入量

每天宜摄入600~1000毫克。

营养师提醒

烹调含有 ω-3 脂肪酸的食物时不要采用红烧、油炸、烧烤等方式，最好清蒸，以免 ω-3 脂肪酸被破坏。

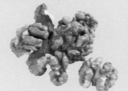

烟酸

食物来源

烟酸又称尼克酸、维生素 B_3，是 B 族维生素的一种，主要来源于动物肝、动物肾、瘦肉、全谷、豆类等，乳类、绿叶蔬菜也有一定含量。

对调节血压的好处

烟酸有扩张血管的作用，还能促进血液循环，从而使血压下降。

建议摄入量

每天宜摄入 13~14 毫克。

营养师提醒

烟酸是少数存在于食物中相对稳定的维生素，即使经烹调及储存亦不会大量流失而影响其效力。

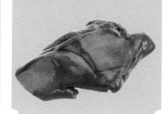

膳食纤维

食物来源

膳食纤维在蔬菜水果、粗粮杂粮、豆类及蕈藻类食物中含量丰富，如绿豆、口蘑、海带、木耳、银耳等，含量都很丰富。

对调节血压的好处

膳食纤维具有结合胆酸和胆固醇的作用，能够降低血压。膳食纤维能够加速排便，避免有害物质接触肠壁过长时间，能防止因便秘引起的高血压。

建议摄入量

每天宜摄入25~35毫克。

营养师提醒

膳食纤维会妨碍矿物质、微量元素和维生素的吸收，因此，不宜摄入过多，胃不好的人更要注意，以免引起腹胀、腹泻等不适。

钾

食物来源

含钾丰富的食物主要来源于口蘑、紫菜、黄花菜、银耳、香菇、木耳等，另外，叶菜类、番茄、土豆等蔬菜，香蕉、柑橘等水果含钾也较丰富。

对调节血压的好处

钾可保护动脉壁不受血压的机械性损伤，降低患动脉粥样硬化的风险。足量的钾可防止动脉壁增厚，能缓解钠盐对人体的损害。另外，长期服用降压药的患者更要注意补钾。

建议摄入量

每天宜摄入2000毫克。

营养师提醒

摄入过量的钠、酒精、糖类，服用利尿药、皮质激素类药物和心理压力过大会妨碍钾的吸收。

钙

食物来源

含钙丰富的食物有乳及乳制品、豆类、绿色蔬菜等，另外，鱼、虾、海带中含钙也很丰富。

对调节血压的好处

钙能松弛血管平滑肌，降低血管的紧张度，还能镇静神经，有助于稳定血压。另外，充足的钙能减轻钠对血压的不利影响，有利于控制血压。

建议摄入量

每天宜摄入800毫克。

营养师提醒

蔬菜中的草酸会影响钙的吸收，所以菠菜、苋菜等蔬菜和含钙丰富的食物一起食用时，要先在开水中焯一下再进行烹调。另外，吸烟、喝酒、喝浓茶、喝咖啡等会造成体内钙流失，阻止人体对钙的吸收。

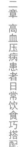

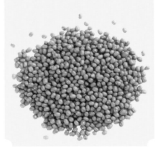

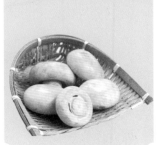

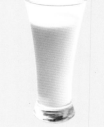

镁

食物来源

富含镁的食物有谷类、豆类、绿色蔬菜、蛋黄、牛肉、猪肉、花生、芝麻、香蕉等。

对调节血压的好处

镁能稳定血管平滑肌细胞膜的钙通道，泵入钾离子，限制钠内流，起到降压作用。饮食中缺少镁的人血压易偏高，对轻中度高血压病患者补充镁可使血压下降。

建议摄入量

每天宜摄入350毫克。

营养师提醒

酒精中毒的人通常有缺镁的现象，常喝酒、喝浓茶和喝浓咖啡的人最好多摄取镁。另外，富含镁的食物要避免和富含脂肪的食物一起食用，以免干扰镁的吸收。

锌

食物来源

含锌较多的食物主要有海产品、动物肝脏、瘦肉、坚果类，如牡蛎、虾皮、紫菜、猪肝、芝麻、花生、核桃仁等。

对调节血压的好处

人体内锌镉比值降低时血压会上升，增加锌镉比值有利于降低血压。所以，补充富含锌的食物可防止体内镉含量增高而诱发高血压病。

建议摄入量

女性每天宜摄入11.5毫克，男性每天宜摄入15毫克。

营养师提醒

锌有促进维生素A吸收的作用，富含维生素A的食物宜和富含锌的食物一起食用，以促进维生素A的吸收。

水

来源

补充水分可饮用白开水或果汁、茶水等，蔬菜、水果中也含有大量的水分。

对调节血压的好处

水可以稀释血液，使血液恢复流畅状态，如果人体缺水，会增加血液黏稠度，引起血压升高。另外，缺水也会导致便秘和大便干燥，引起血压升高。所以水对高血压病患者来说具有至关重要的作用。

建议摄入量

高血压病患者一天中应多喝几次水，一次不宜喝太多，一天的饮水总量控制在1200~1800毫升为宜。

营养师提醒

高血压病患者睡前和早起时喝一杯水，可以减少心血管病的发病率。

高血压病患者的四季饮食

高血压病患者的 春季 饮食

现代医学发现，春天容易使血压波动而升高，从而出现头痛、头昏、失眠等症状，高血压病患者不但要在医生的指导下进行锻炼和服用降压药，还要注意饮食调理。

中医认为，春季的气候与人的肝脏有着密切的关系，春季应以养肝健脾为主。在春季，高血压病患者应多吃银耳、牛奶、山药、木耳、薏米等食物，少吃或不吃生冷食物。另外，春季比较干燥，应该多补充维生素，多吃新鲜蔬菜和水果。

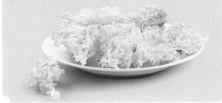

高血压病患者的 夏季 饮食

夏季是高血压病患者病情加重或出现并发症较多的季节，高血压病患者在夏季要注意合理安排饮食起居。

夏季，高血压病患者的饮食应以清淡为宜，应适当增加富含钾、镁的食物，如新鲜蔬菜水果中的芹菜、黄瓜、大蒜、绿豆及香蕉等。

不需补盐，每天盐摄入量应减少到4克左右。

有意识地主动喝水，不能等口渴才喝水，每次200~300毫升，在出汗的情况下，一天2000毫升左右为宜。

每天饮用250克牛奶，每周吃4个鸡蛋。

高血压病患者的 秋季 饮食

秋冬季，血压普遍较高，在饮食上更要注意细心调养。

高血压病患者在夏秋交替之季应注意控制食量，少吃油腻食品。可适当多吃一些润燥、降压的食物，如冬瓜、白萝卜、胡萝卜、番茄、茄子、土豆、藕、洋葱、绿叶蔬菜、海带、香菇、木耳及猕猴桃、柚子、山楂、苹果、香蕉、梨、柑橘等，这些食物含有丰富的钾离子，可以对抗钠离子对升高血压的作用，同时也有补中益气、生津润燥的功效。

秋季虽适合进补，但也不能盲目，应以清补为主，可选择一些既有丰富营养，又有降压作用的食物，如山药、莲子、银耳、百合等。肉类则适当多吃鱼、虾等水产品以及鸡、鸭等禽类，少吃猪、牛、羊肉等红肉。

高血压病患者的 冬季 饮食

冬季，血压普遍较高，因此冬季饮食应注意把降压与中医养生结合起来，既能保持血压的平稳，又能起到增进健康、延年益寿的作用。

冬季适合进补，但高血压病患者要根据自身情况选择不同的进补方法，不能随意服用人参、鹿茸、黄芪和肉苁蓉等"大补之品"，否则不仅对降压无益，反而有害。

避免过食油腻。饮食中可以适当多选用高蛋白、低脂肪的鱼虾类、禽类和豆制品，其中的不饱和脂肪酸和大豆磷脂既降压又养生。

多吃富含维生素、钾、钙等营养素的新鲜水果和蔬菜。

高血压病患者的饮食细节指导

高血压病患者要少吃蛋黄

蛋黄中含有较多的胆固醇，合并有高胆固醇血症或有动脉粥样硬化的患者，应限制鸡蛋的食用量，每天最多吃一个鸡蛋即可。摄入过多的胆固醇会促进脑血管疾病及冠心病的发生，不利于对血压的控制。如果高血压病患者不合并有高胆固醇血症，可不必过于限制。

家中应备小盐匙

有些家庭所用的盐勺较大，或者直接把盐袋剪开口后往锅里倒，这样的用盐方法，每顿饭的盐量很难控制，无形中增加了盐的食用量。有一种盐匙，一平勺就是2克，做饭时，用这样的盐勺，心里更加有谱，用盐量就能很好地控制了。

植物油怎么吃

高血压病患者应尽量少吃动物油。动物油含有较多的饱和脂肪酸和胆固醇，过多食用会使血管硬化，加速脑血管疾病和冠心病等疾病的发生。植物油含有大量的不饱和脂肪酸，对扩张血管、降低血压有益。植物油虽然对人体有益，但也不能多吃。食入过多，产生热量就多，体重便会增加，对人体不利。高血压病患者每天烹调所用的植物油以不超过25克为宜。

高血压病患者能否喝果汁

果汁中含有多种维生素和钾、钙等矿物质，这些营养素对人体有重要意义。例如猕猴桃汁、橙汁、草莓汁中含有丰富的维生素C，而且维生素C能够扩张血管，使血压降低。但是果汁中也含有大量的糖分，肥胖、血糖不正常的高血压病患者要有所限制，不宜长期、大量饮用。

高血压病患者能否喝蜂蜜

蜂蜜营养丰富，主要成分是葡萄糖和果糖，还含有少量的麦芽糖、蔗糖、含氮化合物、有机酸以及铁、锰等营养素，是润肠通便的佳品。对于由便秘引起的高血压病患者，可经常食用一些蜂蜜，以润肠道，促进排便，达到降血压的目的。

高血压吃什么宜忌速查

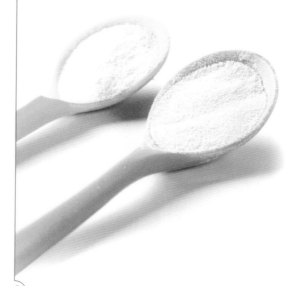

喝茶也有讲究

高血压病患者饮茶必须适量，而且不要喝浓茶，浓茶中的茶碱量高，会引发大脑兴奋、不安、失眠、心悸等，从而导致血压升高。服用降压药的高血压病患者，服药两三小时后再喝茶，以免影响药效。

怎么吃晚餐

高血压病患者的晚餐最好安排在晚上6点左右，太晚进餐不仅影响睡眠，还增加了患尿道结石的风险。

晚餐和晚餐后都不宜经常吃甜食。晚餐摄入过多的甜食，会使体内的脂肪堆积，久而久之会令人发胖，不利于血压的控制。

晚餐不宜吃得过饱。晚餐吃得过饱必然会使胃肠负担加重，导致人体失眠、多梦，长期下去不仅不利于降血压，还会导致其他疾病。

晚餐不要太荤。高血压病患者的晚餐最好少吃鸡、鸭、鱼、肉等荤食，多吃些绿色蔬菜更有利于血压的控制。

不宜过多摄入味精

味精的主要成分是谷氨酸钠，在人体中会分解为谷氨酸和钠离子，使人体内血容量增加，导致血压升高。所以，高血压病患者不仅要少吃盐，还要少吃味精，逐渐纠正不健康的饮食习惯。

限制糖的摄入

即使没有糖尿病的高血压病患者也要限制糖的摄入。如果长期摄入高糖食物，会引起血脂水平相应升高，造成血管壁损害，另外还会导致肥胖，这些均对高血压病患者不利。

高血压病患者的节日饮食

节日里，饭菜比较丰盛，应酬也较多，很多人认为稍微放纵一下并无大碍，于是没有顾忌地大吃大喝，以致给身体造成严重的负担。

高血压病患者在节日里要严格遵循低脂肪、低热量的饮食原则，要做到营养均衡，每天食用新鲜蔬菜和水果，补充优质蛋白质和钾、钙等营养素，不暴饮暴食。

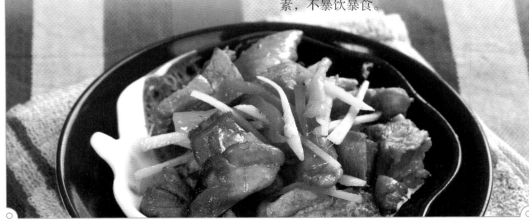

吃好一日三餐

高血压与日常饮食密切相关，怎样计算自己每天需要的热量，如何合理搭配一日三餐是高血压病患者应该掌握的知识。

计算你每天需要多少热量

计算一个人每天需要多少热量，需要根据个人体重、从事工作的强度来计算。下面教给你一个简单的方法，认真算一算就知道了。

1 计算标准体重

标准体重（千克）＝身高（厘米）−105

例如，患有高血压病的刘女士，无并发症，40岁，身高165厘米，体重70千克，除草工。

她的标准体重为165−105=60千克。

2 计算体重指数

体重指数，英文缩写为BMI，是用体重（千克）数除以身高（米）的平方得出的数值，是目前国际上常用的衡量人体胖瘦程度的标准。

体重指数（BMI）＝体重（千克）÷身高（米）^{2}

我国成年人体重指数

体重过轻：BMI＜18.5

健康体重：18.5≤BMI＜24

超重：24≤BMI＜28

肥胖：BMI≥28

最理想的体重指数是22。

上例中刘女士的体重指数（BMI）=70÷1.65^2=25.7。根据上面的数据得出，刘女士属于超重。

3 确定劳动强度
体力劳动强度分级标准

（GB3869-1997）

I（轻劳动）	坐姿：手工作业或腿的轻度活动（正常情况下，如打字、缝纫、脚踏开关等）；立姿：操作仪器，控制、查看设备，上臂用力为主的装配工作
II（中等劳动）	手和臂持续动作（如锯木头等）；臂和腿的工作（如卡车、拖拉机或建筑设备等运输操作）；臂和躯干的工作（如锻造、风动工具操作、粉刷、间断搬运中等重物、除草、锄田、摘水果和蔬菜等）
III（重劳动）	臂和躯干负荷工作（如搬重物、铲、锤锻、锯刨或凿硬木、割草、挖掘等）
IV（极重劳动）	大强度的挖掘、搬运

上例中刘女士为除草工，从事的是中等劳动。

4 查出每千克标准体重需要的热量
不同劳动强度下每天的热量需要量

不同劳动强度	每天每千克标准体重所需要的热量／千卡
I（轻劳动）	35~40
II（中等劳动）	40~45
III（重劳动）	45~50
IV（极重劳动）	50~55（或 60~70）

由上面的标准可判断出患者刘女士每千克标准体重所需热量为 40~45 千卡，但因刘女士超重，所以所需热量应降一级，对应的热量标准为 35~40 千卡。

5 计算每天需要的总热量

每天所需总热量 ＝ 标准体重（千克）× 每天每千克标准体重需要的热量（千卡）

以刘女士为例，她每天所需要的总热量为：60×（35~40）= 2100~2400 千卡。

注：在营养学中，1 千卡约合 4.1855 千焦。

一日三餐怎么吃

三大营养素所占比例

　　每天必须摄入一定量的营养素才能保证身体的营养需求。中国营养学会推荐的正常成人每天膳食中三大营养素的生热比为：蛋白质占全天摄入总热量的15%~20%，总脂肪的摄入量不超过全天摄入量的25%，糖类占全天摄入总热量的55%~60%。

三大营养素每天所需量

　　根据三大营养素的生热比，可以计算三大营养素所占的热量。

　　还是以患者刘女士为例，她每天所需的热量为2100~2400千卡，以2100千卡为例，计算她每天所需三大营养素所占的热量：

蛋白质	2100千卡×（15%~20%）=315~420千卡
脂肪	2100千卡×25%=525千卡
糖类	2100千卡×（55%~60%）=1155~1260千卡

　　因蛋白质、脂肪、糖类三大营养素的生热系数分别为：4千卡/克、9千卡/克、4千卡/克，所以全天所需蛋白质、脂肪、糖类的重量分别为：

蛋白质	蛋白质供给的热量÷4=蛋白质每天所需量
脂肪	脂肪供给的热量÷9=脂肪每天所需量
糖类	糖类供给的热量÷4=糖类每天所需量

　　患者刘女士每天所需三大营养素的量：

蛋白质	（315~420千卡）÷4千卡/克=79~105克
脂肪	525千卡÷9千卡/克=58克
糖类	（1155~1260千卡）÷4千卡/克=289~315克

　　由此可以知道一个正常人每天所需三大营养素的具体重量，可以按照此标准科学合理地安排饮食。

一日三餐的热量怎样分配

营养学家建议的三餐分配方案为：早餐占全天总热量的 30%~40%，午餐占 40%~50%，晚餐占 20%~30%。这是符合正常健康人的分配方案，同样也适用于高血压病患者。

以前面例子中的刘女士为例。刘女士每天所需总热量为 2100 千卡，按照全天的热量分配来计算，刘女士一日三餐所需热量分别为：

早餐的热量 =2100 千卡 ×（30%~40%）=630~840 千卡

午餐的热量 =2100 千卡 ×（40%~50%）=840~1050 千卡

晚餐的热量 =2100 千卡 ×（20%~30%）=420~630 千卡

通过计算每天所需热量，高血压病患者可以根据自身情况严格按照热量配比安排自己的一日三餐。

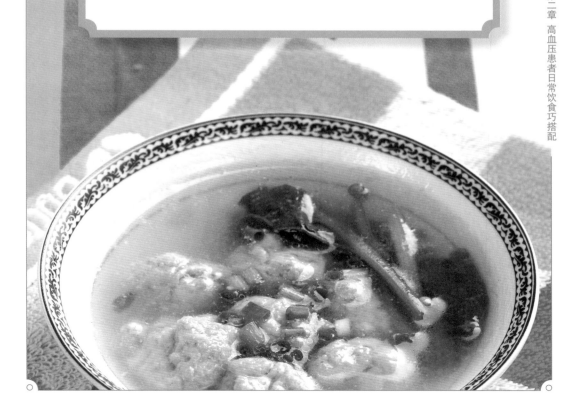

4周改善高血压饮食方案

4周时间里，高血压病患者可依照"低脂、低热量、少盐、合理增加营养素"的原则科学地安排饮食，循序渐进地降低血压，达到既吃得健康又调养身体的目的。

热量约 1500 千卡全天食谱推荐

早餐　花卷（面粉 75 克），豆浆 250 克，黄瓜炒鸡蛋（黄瓜 100 克、鸡蛋 1 个）

黄瓜炒鸡蛋

原料： 黄瓜 100 克，鸡蛋 1 个，植物油、葱、盐各适量。

做法：

① 将黄瓜洗干净，去蒂，劈为两半，斜刀切成片。葱洗净，切成葱花。

② 鸡蛋洗净，磕入碗内打散。

③ 锅置火上，烧热，倒入植物油，把鸡蛋放入翻炒，炒成块盛出备用。

④ 锅内倒植物油，油热时放入葱花爆香，将黄瓜片倒入锅中翻炒，炒熟时放入炒好的鸡蛋，搅拌均匀，放入适量盐调味即可。

营养师建议： 这道菜比较清淡，适合作为早餐食用。早餐食谱中的花卷也可以换成馒头等面食。

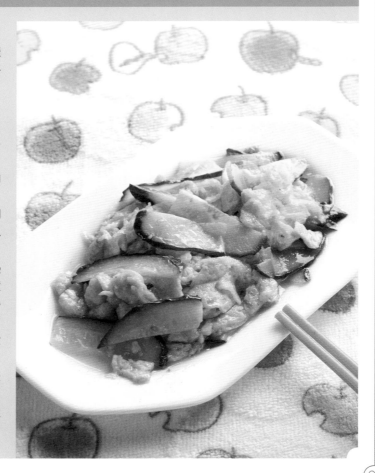

午餐 米饭（大米 100 克），炒三丁（青椒 100 克、茭白 100 克、鸡肉 50 克），油菜豆腐汤（油菜 50 克、豆腐 50 克、鲜香菇 20 克、香油 3 克）

炒三丁

原料： 青椒 100 克，茭白 100 克，鸡肉 50 克，植物油、葱、蒜、盐各适量。

做法：

① 青椒、茭白、鸡肉切丁。葱切丝，蒜切片。

② 葱丝、蒜片爆出香味。放入鸡肉丁、青椒丁、茭白丁翻炒。炒熟时，放入盐即可。

营养师建议： 鸡肉富含优质蛋白质，适合高血压病患者食用。

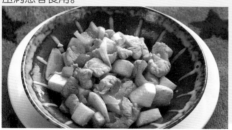

油菜豆腐汤

原料： 油菜 50 克，豆腐 50 克，鲜香菇 20 克，香油 3 克，盐适量。

做法：

① 油菜洗干净，切成段。豆腐切小块。鲜香菇洗净，切片。

② 锅内放水，水沸时放入豆腐块，然后放入油菜段、香菇片，略煮，放盐。出锅时，淋上香油即可。

营养师建议： 这道菜比较清淡，没有多余的油脂，热量较低。

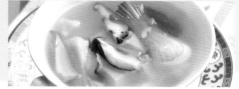

 晚餐 米饭（大米 75 克），西葫芦炒肉（西葫芦 100 克、猪瘦肉 50 克），蘑菇汤（鲜蘑菇 50 克、香油 3 克）

西葫芦炒肉

原料： 西葫芦 100 克，猪瘦肉 50 克，植物油 3 克，盐、葱、蒜各适量。

做法：

① 西葫芦切片。葱切碎，蒜切片。猪瘦肉切片。

② 葱花、蒜片爆香，放入猪瘦肉片翻炒，将熟时加入西葫芦片。加少许水，放盐，翻炒均匀即可。

营养师建议： 因酱油中含盐，对于高血压病患者来说不宜用酱油先腌制猪肉片，直接炒即可。

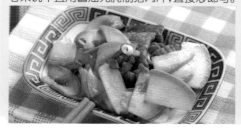

蘑菇汤

原料： 鲜蘑菇 50 克，香油 3 克，盐适量。

做法：

① 鲜蘑菇洗净，去蒂，切成薄片；放入沸水中焯一下，捞出，沥干水分。

② 锅中放水，水沸时放入蘑菇片，煮一会儿。

③ 放入盐调味，出锅时淋上香油即可。

营养师建议： 蘑菇营养丰富，含有丰富的蛋白质、膳食纤维、钾、铁等营养素，适合高血压病患者食用。

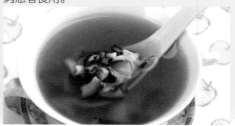

33

第二章 高血压病患者日常饮食巧搭配

热量约 1500 千卡 4 周食谱推荐

第1周

	餐次	菜单
周一	早餐	花卷 50 克 红豆粥（红小豆 10 克，粳米 20 克） 菠菜拌胡萝卜（菠菜 150 克、胡萝卜 100 克、香油 2 克）
	午餐	米饭（大米 100 克） 砂锅炖豆腐（豆腐 100 克、水发木耳 25 克、生菜 100 克） 豆芽炒韭菜（绿豆芽 200 克、韭菜 100 克）
	晚餐	馒头（面粉 50 克） 小米粥（小米 50 克） 蒜蓉茼蒿（茼蒿 200 克）
周二	早餐	白面包（面粉 75 克） 牛奶 250 克 鲜蘑菇拌油菜（鲜蘑菇 100 克、油菜 100 克、香油 2 克）
	午餐	炒米饭（大米 100 克、青椒丁 40 克、胡萝卜丁 20 克、瘦肉丁 20 克） 番茄汤（番茄 50 克、黄瓜 50 克） 拌海带丝（水发海带丝 100 克）
	晚餐	馒头（面粉 50 克） 素炒冬笋（冬笋 250 克） 海鱼冬瓜汤（小海鱼 50 克、冬瓜 100 克）
周三	早餐	全麦面包（全麦面粉 50 克） 豆浆 250 克 煮鸡蛋 1 个 清炒空心菜（空心菜 50 克）
	午餐	米饭（大米 100 克） 蒜薹炒肉（蒜薹 100 克、猪瘦肉 25 克） 大白菜烧虾仁（大白菜 150 克、鲜虾仁 50 克）
	晚餐	红豆饭（大米 50 克、红小豆 20 克） 番茄炒菜花（番茄 50 克、菜花 250 克） 焖平鱼（平鱼 100 克）

周四	早餐	馒头（面粉 50 克） 豆浆 300 克 拍黄瓜（黄瓜 100 克、香油 2 克）
	午餐	米饭（大米 100 克） 肉炒西葫芦（西葫芦 100 克、猪瘦肉 50 克） 香菇菜心（香菇 15 克、油菜心 150 克） 紫菜虾皮汤（虾皮 5 克、紫菜 2 克、番茄 25 克、香油 2 克）
	晚餐	花卷 100 克 肉末烧豆腐（牛瘦肉 25 克、雪里蕻 50 克、豆腐 50 克） 拌冬瓜（冬瓜 150 克、香油 2 克）
周五	早餐	全麦面包（全麦面粉 75 克） 纯牛奶 250 克 煮鸡蛋 1 个 生番茄 100 克
	午餐	芹菜馅饺子（面粉 100 克、肉末 50 克、芹菜 100 克、香油 3 克） 胡萝卜炒圆白菜（胡萝卜 20 克、圆白菜 100 克） 香干白菜（大白菜 150 克、香干 75 克）
	晚餐	馒头（面粉 50 克） 菠菜汤（菠菜 30 克、香油 2 克） 凉拌萝卜（心里美萝卜 100 克、香油 3 克） 木耳炒莴笋（干木耳 10 克、莴笋 150 克） 炒虾仁（虾仁 50 克）
周六	早餐	糙米饭（大米 35 克、糙米 10 克） 鲜豆浆 250 克 凉拌紫甘蓝（紫甘蓝 50 克、香油 3 克）
	午餐	米饭（大米 100 克） 豆腐烧白菜（白菜 100 克、瘦肉末 50 克、豆腐 50 克） 蘑菇炒冬瓜（蘑菇 20 克、冬瓜 150 克）
	晚餐	米饭（大米 75 克） 丝瓜蛋汤（丝瓜 50 克、鸡蛋清 40 克） 青笋炒肉丝（青笋 100 克、猪瘦肉 50 克）
周日	早餐	馒头（面粉 75 克） 豆浆 400 克 凉拌绿豆芽（绿豆芽 100 克、香油 2 克）
	午餐	素炒米饭（大米 100 克、胡萝卜 50 克） 冬瓜虾皮汤（冬瓜 100 克、虾皮 3 克、香油 3 克） 香菇芹菜（鲜香菇 30 克、芹菜 200 克）
	晚餐	肉包子（肉末 50 克、面粉 75 克） 凉拌海带丝（水发海带 100 克、香油 3 克） 豆腐番茄汤（番茄 100 克、豆腐 50 克、香油 3 克） 素炒西葫芦（西葫芦 150 克）

周一	早餐	**馒头**（面粉 50 克） **燕麦粥**（燕麦片 25 克） **牛奶** 250 克 **生黄瓜** 100 克
	午餐	**面条**（面粉 100 克） **豆干炒洋葱**（洋葱 100 克、豆腐干 75 克） **素炒菠菜**（菠菜 150 克）
	晚餐	**花卷**（面粉 50 克） **大米粥**（大米 30 克） **木耳炒菠菜**（菠菜 150 克、干木耳 10 克） **炒三丝**（瘦肉丝 50 克、青椒 20 克、胡萝卜 20 克）
周二	早餐	**全麦面包**（全麦面粉 75 克） **牛奶** 250 克 **凉拌海带丝**（水发海带 100 克、香油 2 克） **生番茄** 100 克
	午餐	**面条**（面粉 100 克、小油菜 50 克、香油 2 克） **口蘑烧冬瓜**（鲜口蘑 20 克、冬瓜 150 克） **白菜豆腐汤**（小白菜 100 克、豆腐 50 克、猪瘦肉 50 克）
	晚餐	**麻酱烧饼**（面粉 50 克、芝麻酱 5 克） **玉米粥**（玉米糁 30 克） **香菇芹菜**（干香菇 5 克、芹菜 150 克） **洋葱炒肉**（洋葱 50 克、牛肉 50 克）
周三	早餐	**烧饼**（面粉 75 克） **鲜豆浆** 250 克 **番茄** 100 克
	午餐	**米饭**（大米 100 克） **蘑菇烧豆腐**（豆腐 50 克、鲜蘑菇 50 克） **青椒炒虾仁**（青椒 100 克、虾仁 50 克）
	晚餐	**绿豆饭**（大米 35 克、绿豆 15 克） **海米冬瓜汤**（冬瓜 50 克、海米 10 克） **鲫鱼汤**（鲫鱼 130 克）

高血压吃什么宜忌速查

周四	早餐	花卷（面粉 75 克） 酸奶 200 克 凉拌菠菜（菠菜 100 克、香油 3 克）
	午餐	米饭（大米 100 克） 萝卜烧牛肉（牛肉 50 克、白萝卜 150 克） 西芹百合（西芹 100 克、百合 10 克、香油 3 克）
	晚餐	馒头（面粉 75 克） 素炒芹菜（芹菜 100 克） 海带拌豆干（豆腐干 100 克、水发海带 100 克）
周五	早餐	馒头（面粉 75 克） 牛奶 250 克 凉拌芹菜（芹菜 50 克、香油 2 克） 盐水虾（虾 80 克）
	午餐	捞面（面粉 100 克） 黄瓜炒鸡蛋（鸡蛋 1 个、黄瓜 200 克） 菠菜汤（菠菜 100 克、鱼丸 50 克）
	晚餐	米饭（大米 70 克） 春笋炒肉（春笋 100 克、猪瘦肉 25 克） 凉拌绿豆芽（绿豆芽 50 克、香油 2 克）
周六	早餐	馒头（面粉 75 克） 纯牛奶 250 克 素炒茄子（茄子 50 克、香油 3 克）
	午餐	红豆米饭（大米 75 克、红小豆 25 克） 蒜薹炒肉丝（蒜薹 50 克、鸡肉 50 克） 鱼丸冬瓜汤（冬瓜 200 克、鱼肉 80 克）
	晚餐	米饭（大米 75 克） 素炒西葫芦（西葫芦 100 克、猪瘦肉 50 克） 烧蘑菇（鲜蘑菇 50 克）
周日	早餐	馒头（面粉 75 克） 豆浆 400 克 煮鸡蛋 1 个 香葱拌豆腐（豆腐 100 克、香葱 50 克、香油 2 克）
	午餐	薏米粥（大米 15 克、薏米 10 克） 芹菜炒肉末（瘦肉末 25 克、芹菜 100 克） 炒茄子（茄子 100 克） 虾仁包子（面粉 75 克、虾仁 30 克、韭菜 30 克、香油 3 克）
	晚餐	米饭（大米 75 克） 炒扁豆（扁豆 150 克） 海带炖排骨（水发海带 100 克、排骨 50 克） 凉拌心里美（心里美萝卜 100 克、香油 2 克）

周一	早餐	**白面包**（面粉 50 克） **酸奶** 200 克 **酱牛肉** 35 克 **凉拌莴笋**（莴笋 50 克、香油 2 克）
	午餐	**玉米面饼**（玉米面 50 克、面粉 40 克） **香菇白菜**（鲜香菇 50 克、白菜 100 克） **清蒸鲤鱼**（鲤鱼 80 克、香油 3 克）
	晚餐	**米饭**（大米 75 克） **海带炖鸭肉**（水发海带 100 克、鸭肉 50 克） **炒油麦菜**（油麦菜 100 克）
周二	早餐	**烧饼**（面粉 75 克） **豆浆** 300 克 **素炒韭菜**（韭菜 150 克）
	午餐	**米饭**（大米 100 克） **油菜炒虾仁**（虾仁 100 克、油菜 200 克）
	晚餐	**米饭**（大米 100 克） **芹菜炒肉丝**（芹菜 150 克、猪瘦肉 50 克） **拍黄瓜**（黄瓜 150 克、香油 2 克）
周三	早餐	**花卷**（面粉 100 克） **牛奶** 250 克 **黄瓜** 150 克 **煮鸡蛋** 1 个
	午餐	**馒头**（面粉 150 克） **豆腐炒油菜**（豆腐 100 克、油菜 200 克） **肉炒三丝**（鸡肉 25 克、胡萝卜 20 克、魔芋 100 克、青椒 20 克）
	晚餐	**玉米面饼**（玉米面 40 克、面粉 35 克） **炒大白菜**（大白菜 150 克） **海带炒肉末**（猪瘦肉末 25 克、水发海带 100 克）

周四	早餐	**葱花饼**（葱 5 克、面粉 100 克） **豆浆** 400 克 **番茄** 50 克
	午餐	**米饭**（大米 100 克） **素炒茄子**（茄子 150 克） **菠菜鸡丸汤**（菠菜 150 克、熟鸡肉丸 50 克）
	晚餐	**花卷**（面粉 35 克） **大米粥**（大米 15 克、芸豆 10 克） **烧蘑菇**（鲜蘑菇 150 克、西葫芦 50 克） **海带炖豆腐**（水发海带 50 克、豆腐 70 克） **胡萝卜炒菜花**（菜花 100 克、胡萝卜 20 克）
周五	早餐	**馒头**（面粉 60 克） **鲜牛奶** 250 克 **青椒炒豆腐**（青椒 50 克、豆腐 25 克）
	午餐	**米饭**（大米 50 克） **紫菜虾皮汤**（紫菜 2 克、虾皮 5 克、番茄 25 克、香油 2 克） **香菇烧菜心**（香菇 15 克、油菜心 150 克） **西葫芦炒肉**（西葫芦 100 克、猪瘦肉 50 克）
	晚餐	**大饼**（面粉 50 克） **清炒冬瓜**（冬瓜 150 克） **肉末豆腐**（牛肉 25 克、雪里蕻 50 克、豆腐 50 克）
周六	早餐	**素包子**（面粉 50 克、鸡蛋 1 个、茴香 50 克） **豆浆** 400 克
	午餐	**米饭**（大米 80 克） **豆腐鱼**（平鱼 40 克、豆腐 50 克） **韭菜炒豆芽**（绿豆芽 200 克、韭菜 150 克）
	晚餐	**番茄拌面**（番茄 50 克、面粉 50 克） **海米圆白菜**（海米 5 克、圆白菜 100 克） **菜花胡萝卜**（胡萝卜 20 克、菜花 150 克）
周日	早餐	**馒头**（面粉 75 克） **牛奶** 240 克 **清炒芥蓝**（芥蓝 100 克）
	午餐	**馒头**（面粉 100 克） **清炒茼蒿**（茼蒿 250 克） **萝卜虾皮汤**（虾皮 5 克、白萝卜 100 克、香油 2 克） **清蒸鲤鱼**（鲤鱼 150 克）
	晚餐	**米饭**（大米 80 克） **胡萝卜炖鸡块**（鸡肉 25 克、胡萝卜 20 克） **白菜豆腐汤**（白菜 150 克、豆腐 25 克） **香菇丝瓜**（丝瓜 150 克、干香菇 5 克）

第4周

周一	早餐	**全麦面包**（全麦面粉 50 克） **牛奶** 250 克 **凉拌菠菜**（菠菜 100 克、香油 2 克）
	午餐	**米饭**（大米 80 克） **丝瓜汤**（丝瓜 50 克、香油 2 克） **手撕圆白菜**（圆白菜 200 克）
	晚餐	**馒头**（面粉 60 克） **青椒炒牛肉**（牛肉 50 克、青椒 150 克） **炖豆腐**（豆腐 100 克、香油 1 克） **清炒芹菜**（芹菜 100 克）
周二	早餐	**烧饼**（面粉 60 克） **豆浆** 250 克 **炝炒白菜**（白菜 100 克）
	午餐	**米饭**（大米 80 克） **黄瓜炒鸡蛋**（黄瓜 50 克、鸡蛋 1 个） **菠菜炒肉**（菠菜 150 克、猪瘦肉 50 克） **拌绿豆芽**（绿豆芽 100 克、香油 2 克）
	晚餐	**米饭**（大米 50 克） **凉拌海带丝**（水发海带丝 50 克、香油 2 克） **煲冬瓜汤**（冬瓜 75 克、紫菜 2 克） **莴笋炒豆腐干**（豆腐干 50 克、莴笋 150 克）
周三	早餐	**花卷**（面粉 50 克） **燕麦牛奶粥**（牛奶 250 克、燕麦片 25 克） **凉拌黄瓜**（生黄瓜 100 克、香油 1 克）
	午餐	**米饭**（大米 100 克） **素炒菠菜**（菠菜 150 克） **洋葱炒豆干**（豆腐干 75 克、洋葱 100 克）
	晚餐	**馒头**（面粉 50 克） **大米粥**（大米 30 克） **木耳拌菠菜**（干木耳 10 克、菠菜 150 克、香油 5 克） **炒三丝**（青椒 30 克、胡萝卜 20 克、肉丝 50 克）

周四	早餐	**馒头**（面粉 75 克） **豆浆** 250 克 **黄瓜炒鸡蛋**（黄瓜 100 克、鸡蛋 1 个）
	午餐	**二合面发糕**（玉米面 100 克、黄豆面 10 克） **菠菜炒肉**（菠菜 150 克、猪瘦肉 50 克） **番茄** 100 克
	晚餐	**韭菜馅饼**（面粉 50 克、韭菜 100 克） **老鸭汤**（鸭肉 25 克、香油 3 克）
周五	早餐	**全麦面包**（全麦面粉 50 克） **牛奶** 240 克 **韭菜炒大虾**（韭菜 50 克、大虾 80 克）
	午餐	**米饭**（大米 60 克） **莴笋炒鸡肉**（鸡肉 100 克、莴笋 200 克） **凉拌豆芽**（绿豆芽 200 克、香油 4 克）
	晚餐	**紫米粥**（紫米 25 克、大米 25 克） **炒茄子**（茄子 100 克） **凉拌蔬菜**（番茄 50 克、白菜心 50 克、菜花 100 克）
周六	早餐	**馒头**（面粉 100 克） **黑米粥**（黑米 25 克） **黄瓜拌豆腐丝**（黄瓜 200 克、豆腐干 60 克、香油 3 克）
	午餐	**米饭**（大米 100 克） **豆腐炖鲤鱼**（豆腐 100 克、鲤鱼 150 克） **凉拌茄子**（茄子 150 克、芝麻酱 3 克）
	晚餐	**馒头**（面粉 100 克） **炒苦瓜**（苦瓜 200 克、水发海米 20 克）
周日	早餐	**香菇肉包**（面粉 50 克、猪瘦肉 50 克、鲜香菇 2 朵、香油 3 克） **鸡蛋** 1 个 **牛奶** 250 克 **芹菜拌豆腐丝**（豆腐丝 25 克、芹菜 100 克、香油 3 克）
	午餐	**米饭**（大米 70 克） **韭菜炒豆芽**（绿豆芽 50 克、韭菜 150 克） **平菇炒油菜**（平菇 75 克、油菜 75 克）
	晚餐	**米饭**（大米 50 克） **豆腐烧虾**（豆腐 50 克、虾肉 50 克） **清蒸草鱼**（鱼肉 80 克） **清炒青椒**（青椒 100 克）

热量约 1700 千卡全天食谱推荐

牛奶 250 克，全麦面包 100 克，醋泡花生（花生米 25 克），菠菜炒鸡蛋（菠菜 100 克、鸡蛋 1 个）

菠菜炒鸡蛋

原料： 菠菜 100 克，鸡蛋 1 个，植物油、姜、蒜、盐各适量。

做法：

① 菠菜洗净，沥干水分，切成段。姜切丝，蒜切片。

② 鸡蛋洗净，磕入碗内打散，加少许盐。

③ 炒锅烧热，放油，油七成热时放入鸡蛋，炒成块状，盛出备用。

④ 锅内倒油，油热时倒入姜丝、蒜片爆香，然后放入菠菜段，菠菜变软后，加少许盐调味。

⑤ 放入炒好的鸡蛋块，搅匀即可。

营养师建议： 菠菜热量低，富含维生素 A、维生素 C、钙、钾等营养素，是高血压病患者的食疗佳品。

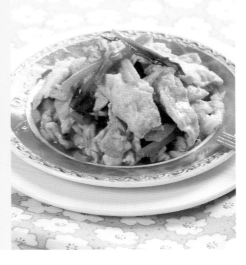

午餐

红豆饭（大米 60 克、红小豆 40 克），西葫芦炒豆干（西葫芦 150 克、豆腐干 75 克、木耳 3 克），黄瓜肉末汤（黄瓜 150 克、猪瘦肉 50 克、香油 4 克）

西葫芦炒豆干

原料： 西葫芦 150 克，豆腐干 75 克，木耳 3 克，植物油、葱、蒜、盐各适量。

做法：

① 西葫芦洗净，切成片。葱洗净，切丝，蒜切片。

② 豆腐干切条。木耳泡发，去蒂，撕成小朵。

③ 炒锅烧热，倒油，油七成热时倒入葱丝、蒜片爆出香味。

④ 把西葫芦片、豆腐干条、木耳倒入锅中，翻炒均匀。炒熟后，加入盐调味即可。

营养师建议： 西葫芦具有清热利尿、除烦止渴、润肺止咳、消肿散结的功效，可经常食用。

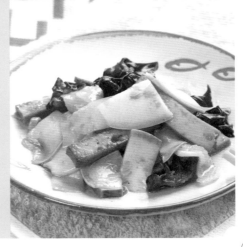

黄瓜肉末汤

原料： 黄瓜 150 克，猪瘦肉 50 克，香油 4 克，盐适量。

做法：

① 黄瓜洗净，切成丁。瘦肉洗净，绞成末。

② 锅中放水，水开时放入肉末，搅拌开，煮熟。

③ 放入黄瓜丁，然后加入盐调味。出锅时淋上香油。

营养师建议： 不喜欢吃肉末的，可以把肉切成薄片，味道一样鲜美。

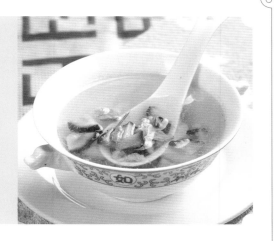

晚餐 馒头 100 克，素炒茼蒿（茼蒿 100 克），酸菜鱼（酸菜 100 克、草鱼 75 克）

素炒茼蒿

原料： 茼蒿 100 克，植物油、葱、姜、盐各适量。

做法：

① 把茼蒿择洗干净，切成段。葱洗净，切丝，姜切片。

② 炒锅烧热，放油，油七成热时倒入葱丝、姜片爆出香味。

③ 倒入茼蒿段，翻炒。熟时放入盐调味即可。

营养师建议： 茼蒿具有消食开胃的功效。烹调时宜大火快炒，以免营养成分损失，起不到开胃的功效。

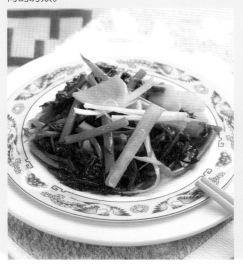

酸菜鱼

原料： 酸菜 100 克，草鱼 75 克，植物油、葱、姜、蒜、盐各适量。

做法：

① 把草鱼清洗干净。把鱼肉从鱼身上片下来。

② 葱洗净，切丝，姜、蒜切片。

③ 酸菜切好。

④ 炒锅烧热，放油，油热时倒入葱丝、姜片、蒜片爆出香味。

⑤ 倒入酸菜翻炒 3 分钟。

⑥ 加入鱼头和鱼骨，翻炒一下，这样做出来的汤会更加洁白香浓。

⑦ 加适量水。把食材转入砂锅内。继续煮 15 分钟。然后加入鱼片，不要搅动。

⑧ 煮几分钟后，加入少许盐调味即可。

营养师建议： 草鱼中丰富的不饱和脂肪酸可以改善血液循环，适合高血压病患者食用。

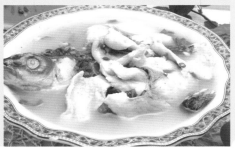

热量约 (1700) 千卡 4 周食谱推荐

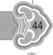
第1周

周一

早餐
包子（面粉 90 克、猪瘦肉 50 克、茴香 100 克、香油 3 克）
豆浆 200 克

午餐
红豆饭（大米 45 克、红小豆 15 克）
清炒茼蒿（茼蒿 100 克）
红烧鱼（鲤鱼 100 克）

晚餐
馒头（面粉 90 克）
烧茄子（青椒 50 克、茄子 200 克、猪瘦肉 25 克）
番茄豆腐汤（番茄 100 克、豆腐 50 克、香油 3 克）

周二

早餐
馒头（面粉 90 克）
牛奶 250 克
凉拌黄瓜（黄瓜 150 克、豆腐干 100 克、香油 3 克）

午餐
米饭（大米 120 克）
炒南瓜（南瓜 250 克）
清蒸鲫鱼（鲫鱼 100 克）

晚餐
馒头（面粉 90 克）
凉拌菠菜（菠菜 200 克、香油 3 克）
洋葱炒肉（猪瘦肉 50 克、洋葱 150 克）

周三

早餐
馒头（面粉 90 克）
牛奶 250 克
凉拌苦瓜（苦瓜 100 克、香油 4 克）

午餐
米饭（大米 120 克）
芦笋炒肉（芦笋 150 克、猪瘦肉 50 克）
凉拌海带丝（水发海带 100 克、白菜心 150 克、香油 3 克）
玉米糙粥（玉米糙 25 克）

晚餐
馒头（面粉 90 克）
炒菜花（菜花 100 克、番茄 150 克、干木耳 10 克）
菠菜鸡蛋汤（菠菜 150 克、鸡蛋 1 个）

周四

早餐
馒头（面粉 65 克）
麦片粥（燕麦片 25 克、牛奶 250 克）
煮鸡蛋 1 个
番茄 100 克

周四	午餐	米饭（大米 120 克） 白菜木耳汤（白菜 150 克、干木耳 10 克） 青椒炒鸡肉（青椒 100 克、鸡胸肉 50 克）
	晚餐	馒头（面粉 90 克） 莴笋炒肉（莴笋 100 克、猪瘦肉 50 克） 韭菜炒豆干（韭菜 200 克、豆腐干 75 克）
周五	早餐	馒头（面粉 80 克） 炒油菜（油菜 100 克） 拌黄瓜（黄瓜 50 克、豆腐干 35 克、香油 3 克）
	午餐	包子（面粉 100 克、猪瘦肉 50 克、香油 3 克） 黑米粥（黑米 25 克） 炒蔬菜（莴笋 50 克、胡萝卜 25 克、黄瓜 50 克）
	晚餐	米饭（大米 95 克） 海米冬瓜汤（海米 5 克、冬瓜 100 克、香油 3 克） 洋葱爆牛肉（洋葱 150 克、牛肉 50 克） 炒豆腐（豆腐 50 克）
周六	早餐	馒头（面粉 90 克） 豆浆 250 克 丝瓜汤（丝瓜 50 克、香油 3 克） 鲫鱼汤（鲫鱼 80 克）
	午餐	米饭（大米 120 克） 茭白炒肉（茭白 200 克、猪瘦肉 50 克） 豆腐汤（豆腐 50 克、圆白菜 150 克、香油 3 克）
	晚餐	馒头（面粉 90 克） 青笋炒鸡肉（青笋 150 克、鸡肉 50 克） 紫菜汤（紫菜 5 克、海米 5 克、香油 3 克）
周日	早餐	馒头（面粉 90 克） 牛奶 250 克 生菜拌虾仁（虾仁 80 克、生菜 100 克、香油 3 克）
	午餐	捞面（面粉 120 克） 蘑菇炒肉（鲜蘑菇 100 克、猪瘦肉 50 克） 凉拌海带丝（水发海带 100 克） 苹果 100 克
	晚餐	米饭（大米 90 克） 清蒸鲤鱼（鲤鱼 100 克） 炒茄子（茄子 150 克、番茄 150 克、香油 3 克） 炒豆腐（豆腐 50 克）

高血压吃什么宜忌速查

周一	早餐	**馒头**（面粉 90 克） **豆浆** 200 克 **煮鸡蛋** 1 个 **凉拌黄瓜**（黄瓜 100 克、干银耳 15 克、干木耳 10 克、香油 3 克）
	午餐	**馒头**（面粉 120 克） **清炒虾仁**（虾仁 100 克） **清炒蒜薹**（蒜薹 150 克） **冬瓜炖豆腐**（豆腐 70 克、冬瓜 150 克）
	晚餐	**面条**（面粉 90 克） **清炒冬笋丝**（冬笋 150 克） **烧茄子**（茄子 100 克、青椒 50 克、猪瘦肉 50 克）
周二	早餐	**玉米面饼**（玉米面 50 克、面粉 40 克） **酸奶** 125 克 **煮鸡蛋** 1 个 **冬瓜汤**（冬瓜 150 克、干木耳 5 克、干银耳 5 克、香油 3 克）
	午餐	**米饭**（大米 120 克） **炝炒圆白菜**（圆白菜 150 克） **青椒拌豆腐丝**（青椒 150 克、豆腐丝 75 克、香油 5 克） **炒虾仁**（虾仁 80 克）
	晚餐	**馄饨**（面粉 90 克、猪瘦肉 50 克、芹菜 150 克、香油 4 克） **凉拌萝卜丝**（白萝卜 100 克、胡萝卜 100 克、香油 3 克） **苹果** 200 克
周三	早餐	**芹菜肉馅包子**（面粉 90 克、芹菜 150 克、牛肉 25 克） **豆浆** 200 克 **香蕉** 150 克
	午餐	**红豆饭**（大米 90 克、红小豆 30 克） **清炒南瓜**（南瓜 200 克） **胡萝卜炒肉**（胡萝卜 50 克、猪瘦肉 50 克）
	晚餐	**馒头**（面粉 120 克） **炒茄子**（青椒 150 克、茄子 100 克） **素炒西葫芦**（西葫芦 100 克） **炖豆腐**（豆腐 50 克） **鸡蛋汤**（鸡蛋 1 个，香油 1 克）

周四	早餐	**芹菜鸡肉馅包子**（面粉90克、鸡肉50克、芹菜100克、香油3克） **豆浆** 200克 **猕猴桃** 200克
	午餐	**红豆饭**（大米45克、红小豆15克） **香菇炒肉**（鲜香菇25克、胡萝卜25克、猪瘦肉50克） **清炒油菜**（油菜300克）
	晚餐	**馒头**（面粉90克） **丝瓜汤**（丝瓜200克） **烧口蘑**（口蘑50克） **韭菜炒豆干**（韭菜100克、豆腐干25克）
周五	早餐	**玉米面饼**（面粉60克、玉米面30克） **牛奶** 250克 **豆芽炒鸡丝**（鸡胸肉25克、绿豆芽150克） **葡萄** 200克
	午餐	**馒头**（面粉120克） **酸菜豆腐**（豆腐100克、酸菜150克） **扁豆炖肉**（扁豆150克、猪瘦肉25克）
	晚餐	**米饭**（大米90克） **炒茄子**（茄子250克、番茄50克） **清蒸虾**（青虾100克）
周六	早餐	**馒头**（面粉75克） **燕麦粥**（燕麦片25克、牛奶250克） **凉拌莴笋**（莴笋150克、香油2克） **凉拌豆腐丝**（豆腐干75克、香油2克）
	午餐	**红豆饭**（大米90克、红小豆30克） **排骨汤**（排骨50克、干香菇5克、冬瓜100克） **清炒南瓜**（南瓜200克） **苹果** 100克
	晚餐	**馒头**（面粉70克） **玉米糁粥**（玉米糁25克） **凉拌萝卜丝**（胡萝卜20克、白萝卜100克、香油4克） **白菜烧蘑菇**（鲜蘑菇20克、白菜150克） **清蒸鲫鱼**（鲫鱼80克）
周日	早餐	**馒头**（面粉90克）、**豆浆** 400克 **菠菜炒鸡蛋**（菠菜200克、鸡蛋1个）
	午餐	**米饭**（大米120克） **韭菜炒虾仁**（韭菜100克、虾仁40克） **海米黄瓜汤**（海米5克、黄瓜100克）
	晚餐	**馒头**（面粉40克） **小馄饨**（面粉50克、肉末25克、香油3克） **凉拌豆芽菜**（豆芽200克、水发海带100克、香油3克） **豆腐炖肉**（猪瘦肉25克、豆腐100克）

周一	早餐	**馒头**（面粉 100 克） **豆浆** 400 克 **凉拌紫甘蓝**（番茄 50 克、紫甘蓝 100 克、香油 3 克）
	午餐	**米饭**（大米 100 克） **黄瓜炒鸡蛋**（黄瓜 50 克、鸡蛋 1 个） **胡萝卜炒鸡肉**（鸡胸肉 50 克、胡萝卜 80 克）
	晚餐	**牛肉包子**（面粉 50 克、牛肉 25 克、香油 3 克） **小米粥**（小米 50 克） **芹菜烧腐竹**（干腐竹 20 克、芹菜 100 克） **素炒白菜**（白菜 150 克、干木耳 10 克）
周二	早餐	**馒头**（面粉 75 克） **牛奶** 250 克 **鸡蛋羹**（鸡蛋 1 个） **素炒西葫芦**（西葫芦 150 克）
	午餐	**米饭**（大米 125 克） **清炒芹菜**（芹菜 150 克） **鲫鱼豆腐汤**（鲫鱼 80 克、豆腐 50 克）
	晚餐	**饺子**（面粉 100 克、猪瘦肉 80 克、香油 3 克） **素炒空心菜**（空心菜 200 克）
周三	早餐	**馒头**（面粉 80 克） **牛奶** 250 克 **素炒油菜**（油菜 150 克、鲜蘑菇 50 克） **柚子**（带皮）200 克
	午餐	**大饼**（面粉 130 克） **菠菜炒肉**（菠菜 150 克、猪瘦肉 50 克） **凉拌海带丝**（水发海带 100 克）
	晚餐	**米饭**（大米 90 克） **胡萝卜炒鸡蛋**（胡萝卜 50 克、黄瓜 25 克、鸡蛋 1 个） **海米豆腐汤**（海米 5 克、豆腐 50 克、小白菜 100 克、香油 3 克）

周四	早餐	**全麦面包**（全麦面粉 75 克） **豆浆** 400 克 **凉拌青椒丝**（青椒 150 克、香油 3 克）
	午餐	**米饭**（大米 110 克） **油菜豆腐汤**（油菜 150 克、豆腐 100 克） **韭菜炒虾仁**（虾仁 40 克、韭菜 100 克）
	晚餐	**牛肉包子**（面粉 75 克、牛肉 50 克、胡萝卜 20 克、香油 3 克） **绿豆粥**（绿豆 20 克、大米 20 克） **黄瓜拌海带**（黄瓜 40 克、海带 100 克、香油 3 克）
周五	早餐	**馒头**（面粉 70 克） **素炒油菜**（油菜 100 克、香油 3 克） **凉拌黄瓜**（黄瓜 50 克、豆腐干 35 克、香油 3 克）
	午餐	**馒头**（面粉 130 克） **黑米粥**（黑米 25 克） **莴笋炒肉**（莴笋 50 克、猪瘦肉 50 克） **清炒黄瓜**（黄瓜 50 克、胡萝卜 25 克）
	晚餐	**米饭**（大米 100 克） **海米冬瓜汤**（海米 5 克、冬瓜 100 克、香油 3 克） **洋葱爆牛肉**（洋葱 150 克、牛肉 50 克） **素烧豆腐**（豆腐 60 克）
周六	早餐	**馒头**（面粉 70 克） **牛奶** 250 克 **煮鸡蛋** 1 个 **生番茄** 100 克
	午餐	**米饭**（大米 110 克） **白菜汤**（大白菜 150 克、干木耳 10 克） **青椒炒鸡肉**（青椒 100 克、鸡胸肉 50 克）
	晚餐	**馒头**（面粉 75 克） **红豆粥**（大米 40 克、红小豆 10 克） **莴笋炒肉**（莴笋 100 克、猪瘦肉 50 克） **韭菜炒豆干**（韭菜 200 克、豆腐干 75 克）
周日	早餐	**包子**（面粉 100 克、猪瘦肉 50 克、茴香 100 克、香油 3 克） **豆浆** 200 克 **葡萄** 100 克
	午餐	**绿豆饭**（大米 90 克、绿豆 35 克） **清炒茼蒿**（茼蒿 100 克） **红烧鱼**（鲤鱼 100 克）
	晚餐	**馒头**（面粉 75 克） **豆腐汤**（豆腐 50 克、番茄 100 克、香油 3 克） **烧茄子**（茄子 200 克、瘦肉末 25 克、青椒 50 克）

第4周

周一	早餐	馒头（面粉 75 克） 燕麦粥（燕麦片 25 克） 炒苋菜（苋菜 250 克） 牛奶 250 克
	午餐	米饭（大米 100 克） 香菇炒肉（猪瘦肉 50 克、鲜香菇 200 克） 茼蒿豆腐汤（茼蒿 100 克、豆腐 100 克、香油 3 克）
	晚餐	玉米饼（面粉 30 克、玉米面 30 克） 白米粥（大米 25 克） 青椒炒虾仁（虾仁 80 克、青椒 100 克、胡萝卜 20 克） 凉拌魔芋（魔芋 100 克、胡萝卜 20 克、彩椒 25 克）
周二	早餐	馒头（面粉 90 克） 豆浆 250 克 炒丝瓜（丝瓜 50 克、香油 3 克） 炒圆白菜（圆白菜 150 克）
	午餐	米饭（大米 120 克） 鲫鱼豆腐汤（鲫鱼 80 克、豆腐 50 克、香油 3 克） 冬笋炒肉（猪瘦肉 50 克、冬笋 200 克） 梨 100 克
	晚餐	馒头（面粉 90 克） 萝卜炒肉（鸡胸肉 50 克、白萝卜 200 克、青笋 50 克） 紫菜汤（紫菜 5 克、海米 10 克、香油 3 克） 橘子 100 克
周三	早餐	花卷（面粉 90 克） 酸奶 200 克 紫甘蓝拌黄瓜（紫甘蓝 25 克、黄瓜 25 克、香油 2 克） 豆腐干 100 克
	午餐	米饭（大米 120 克） 菜花牛肉（菜花 200 克、牛肉 50 克） 西芹百合（西芹 100 克、百合 10 克、香油 3 克） 西瓜 100 克
	晚餐	馒头（面粉 70 克） 小米粥（小米 25 克） 苦瓜炒肉（苦瓜 100 克、猪瘦肉 50 克） 素炒胡萝卜（胡萝卜 50 克） 猕猴桃 100 克

	早餐	全麦面包（全麦面粉 100 克） 酸奶 125 克 鸡蛋 1 个
周 四	午餐	米饭（大米 120 克） 木耳炒白菜（白菜 150 克、木耳 10 克、猪瘦肉 25 克） 豇豆炒肉末（瘦肉末 50 克、豇豆 150 克） 番茄 150 克
	晚餐	猕猴桃 200 克 玉米面饼（玉米面 25 克、面粉 50 克） 黄瓜拌海蜇（海蜇皮 100 克、黄瓜 150 克、香油 4 克） 香菇烧油菜（猪瘦肉 25 克、鲜香菇 50 克、油菜 100 克）
	早餐	馄饨（面粉 125 克、鸡蛋 1 个、猪瘦肉 25 克、紫菜 3 克、香油 2 克） 土豆丝拌海带丝（土豆 10 克、水发海带 100 克、香油 1 克）
周 五	午餐	红豆饭（大米 75 克、红小豆 25 克） 清炒茴香（茴香 300 克） 清炖鸭肉（鸭肉 75 克） 柿子 150 克
	晚餐	水饺（面粉 100 克、鱼肉 50 克、韭菜 25 克） 素炒胡萝卜（胡萝卜 100 克） 拌菜心（白菜心 200 克、香油 2 克）
	早餐	馒头（面粉 100 克） 豆浆 250 克 蒸红薯 150 克
周 六	午餐	黄瓜丝凉面（面粉 100 克、黄瓜 100 克、香油 3 克） 胡萝卜肉汤（胡萝卜 80 克、猪瘦肉 50 克） 素炒空心菜（空心菜 250 克） 韭菜炒鸡蛋（韭菜 150 克、鸡蛋 1 个）
	晚餐	红豆饭（大米 75 克、红小豆 25 克） 菠菜虾仁粥（菠菜 100 克、虾仁 5 克、大米 25 克） 炒茄子（茄子 250 克、香油 3 克）
	早餐	全麦面包（全麦面粉 100 克） 牛奶 250 克 大拌菜（生菜 50 克、黄瓜 50 克、番茄 50 克、西蓝花 50 克、香油 3 克）
周 日	午餐	米饭（大米 100 克） 排骨汤（排骨 100 克、白萝卜 100 克） 凉拌西芹（西芹 150 克、芝麻酱 3 克、香油 3 克）
	晚餐	馒头（面粉 100 克） 玉米粥（玉米糁 50 克） 西葫芦炒鸡蛋（西葫芦 100 克、鸡蛋 1 个） 清炒豆芽（绿豆芽 200 克）

热量约 1900 千卡全天食谱推荐

早餐

豆浆 200 克，韭菜虾仁包子（虾仁 80 克、韭菜 200 克、面粉 100 克、香油 4 克），大拌菜（生菜 50 克、紫甘蓝 50 克、木耳 5 克、银耳 5 克、香油 4 克）

大拌菜

原料： 生菜 50 克，紫甘蓝 50 克，木耳 5 克，银耳 5 克，香油 4 克，醋、蒜、盐各适量。

做法：

① 生菜择洗干净，切成小片。紫甘蓝洗净，切成小片。

② 木耳和银耳泡发，去蒂，撕成小朵。

③ 锅中烧开水，把木耳放入烫 3 分钟，捞出沥干，晾凉。银耳放入开水中烫 2 分钟，捞出沥干，晾凉。

④ 把蒜切成蒜末。

⑤ 把食材放入大碗中，加入蒜末、盐、醋、香油拌匀即可。

营养师建议： 这道菜清淡爽口，热量低，适合高血压病患者食用。

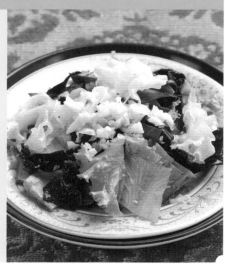

午餐

绿豆米饭（大米 75 克、绿豆 25 克），韭菜炒豆芽（韭菜 100 克、绿豆芽 100 克），茼蒿炒肉丝（茼蒿 150 克、猪瘦肉 50 克）

韭菜炒豆芽

原料： 韭菜 100 克，绿豆芽 100 克，植物油、盐、葱、姜、蒜各适量。

做法：

① 韭菜择洗干净，切成段。绿豆芽洗好，沥干水分。

② 葱洗净，切丝。姜、蒜切片。

③ 炒锅烧热，倒油，油七成热时倒入葱丝、姜片、蒜片爆香。

④ 倒入韭菜段翻炒一会儿，然后倒入绿豆芽翻炒均匀。

⑤ 出锅时加入盐调味即可。

营养师建议： 韭菜可降血脂、扩张血管，促进胃肠道蠕动，预防便秘。

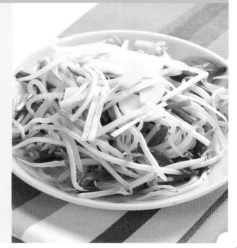

茼蒿炒肉丝

原料： 茼蒿 150 克，猪瘦肉 50 克，植物油、葱、蒜、姜、盐各适量。

做法：

① 茼蒿洗干净，切段。葱洗净，切丝。姜、蒜切片。

② 猪瘦肉洗净，切丝。

③ 炒锅烧热，倒油。油七成热时倒入葱丝、姜片、蒜片爆出香味。

④ 倒入肉丝翻炒一会儿，然后倒入茼蒿段，搅拌均匀。

⑤ 出锅时，加入盐调味即可。

营养师建议： 茼蒿有消食开胃、通便利腑的功效，适合高血压病患者食用。

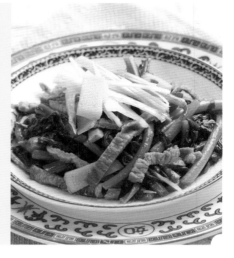

| 晚餐 | 馒头（面粉 100 克），清蒸鲤鱼（鲤鱼 120 克），炝菠菜（菠菜 300 克） |

清炖鲤鱼

原料： 鲤鱼 120 克，葱、姜、盐、胡椒粉各适量。

做法：

① 鲤鱼收拾干净，切成段。把盐抹在鱼身上，腌制一会儿。

② 姜洗净切片，葱一部分切碎，一部分切段。

③ 用姜片擦锅内壁，然后锅烧热倒油，油热时放入姜片、葱花爆出香味，然后把鱼段放入锅中，略煎一下。加水没过鱼身，放入姜片、葱段，煮熟后加盐、撒上葱花即可。

营养师建议： 腌制是去腥的关键步骤，腌制时要先把鱼身上的水分擦干，再放腌制用的调料。

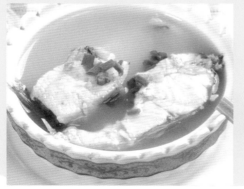

炝菠菜

原料： 菠菜 300 克，植物油、蒜、干辣椒、花椒、醋、盐各适量。

做法：

① 菠菜择洗干净，用加了油和盐的开水焯一下，捞出，过凉，沥干水分备用。

② 把菠菜盛在大碗中。蒜切末，干辣椒剪成小块，一起放入碗中。

③ 炒锅烧热，倒油，油三四成热时下花椒，小火煸香。关火，捞出花椒粒。趁热把油倒在蒜末上。

④ 加醋、盐，搅拌均匀，即可食用。

营养师建议： 焯菠菜后要用凉开水过凉，不要用生水。

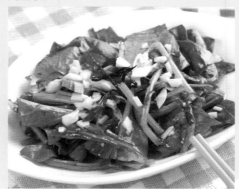

热量约 1900 千卡 4 周食谱推荐

第1周

周一

早餐
- 韭菜虾仁包子（面粉 100 克、韭菜 200 克、青虾 80 克、香油 4 克）
- 豆浆 200 克
- 凉拌双耳（干木耳 5 克、干银耳 5 克、生菜 50 克、紫甘蓝 50 克、香油 4 克）

午餐
- 红豆米饭（大米 75 克、红小豆 25 克）
- 韭菜炒豆芽（韭菜 100 克、绿豆芽 100 克）
- 空心菜炒肉（空心菜 150 克、猪瘦肉 50 克）

晚餐
- 馒头（面粉 100 克）
- 清蒸鲤鱼（鲤鱼 120 克）
- 清炒春笋（春笋 300 克）

周二

早餐
- 全麦面包（全麦面粉 140 克）
- 豆浆 400 克
- 煮鸡蛋 1 个
- 清炒西蓝花（西蓝花 100 克）

午餐
- 饺子（面粉 100 克、猪瘦肉 50 克）
- 海米豆腐汤（海米 5 克、豆腐 150 克、苋菜 100 克、香油 3 克）
- 胡萝卜炒豆芽（胡萝卜 25 克、绿豆芽 100 克）

晚餐
- 米饭（大米 100 克）
- 凉拌黄瓜（黄瓜 150 克、香油 2 克）
- 凉拌萝卜丝（白萝卜 50 克、香油 2 克）
- 韭菜炒虾仁（韭菜 200 克、虾仁 80 克）

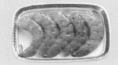

周三

早餐
- 馒头（面粉 140 克）
- 豆浆 400 克
- 煮鸡蛋 1 个
- 凉拌菜花（菜花 50 克、西蓝花 50 克、香油 3 克）

午餐
- 饺子（面粉 100 克、猪瘦肉 50 克）
- 凉拌豆芽（绿豆芽 100 克、胡萝卜 25 克、香油 3 克）
- 豆腐汤（豆腐 150 克、苋菜 100 克、海米 5 克、香油 3 克）

晚餐
- 米饭（大米 100 克）
- 韭菜炒虾仁（虾仁 80 克、韭菜 200 克）
- 拍黄瓜（黄瓜 150 克、香油 2 克）
- 素炒萝卜（白萝卜 50 克）

周四	早餐	花卷（面粉 70 克） 麦片粥（燕麦片 25 克、牛奶 250 克） 凉拌菠菜（菠菜 200 克、香油 4 克）
	午餐	红豆饭（大米 75 克、红小豆 25 克） 莴笋炒肉（莴笋 150 克、猪瘦肉 50 克） 油菜炖豆腐（油菜 100 克、豆腐 100 克） 苹果 200 克
	晚餐	馒头（面粉 120 克） 番茄汤（番茄 150 克、香油 4 克） 清炒圆白菜（圆白菜 150 克） 胡萝卜炒豆干（胡萝卜 50 克、豆腐干 75 克）
周五	早餐	黄瓜拌面（面粉 100 克、黄瓜 50 克、鸡肉 50 克、香油 3 克） 牛奶 250 克
	午餐	米饭（大米 100 克） 素炒芹菜（芹菜 200 克） 清蒸虾（虾 20 克） 凉拌木耳（木耳 10 克、香油 2 克）
	晚餐	绿豆饭（大米 75 克、绿豆 25 克） 鲫鱼汤（鲫鱼 80 克） 炒藕片（莲藕 200 克）
周六	早餐	牛奶燕麦粥（燕麦片 25 克、牛奶 250 克） 馒头（面粉 60 克） 炒芥蓝（芥蓝 50 克、植物油 5 克） 香蕉 100 克
	午餐	米饭（大米 150 克） 蒜薹炒肉（蒜薹 60 克、猪瘦肉 50 克、豆腐干 25 克） 蒜蓉油麦菜（油麦菜 100 克）
	晚餐	米饭（大米 80 克） 炒豇豆（豇豆 150 克） 黄瓜炒虾仁（黄瓜 150 克、虾仁 80 克）
周日	早餐	花卷（面粉 60 克） 豆浆 250 克 黄瓜炒鸡丝（黄瓜 50 克、鸡胸肉 50 克）
	午餐	米饭（大米 100 克） 冬瓜豆腐汤（豆腐 50 克、冬瓜 100 克） 凉拌海带丝（水发海带 100 克，香油 5 克）
	晚餐	馒头（面粉 100 克） 凉拌洋葱（洋葱 150 克、香油 5 克） 胡萝卜炒肉（胡萝卜 150 克、猪瘦肉 50 克）

第2周

周一		
早餐	**葱花饼**（面粉 100 克、葱 5 克） **脱脂牛奶** 250 克 **凉拌心里美萝卜**（心里美萝卜 100 克、香油 4 克）	
午餐	**米饭**（大米 100 克） **煎鲫鱼**（鲫鱼 80 克） **紫菜汤**（紫菜 2 克、黄瓜 50 克、香油 4 克） **牛肉炒青椒**（牛肉 50 克、青椒 150 克）	
晚餐	**馒头**（面粉 120 克） **烧豆腐**（豆腐 100 克） **西葫芦鲜贝汤**（鲜贝 160 克、西葫芦 150 克）	

周二		
早餐	**花卷**（面粉 100 克） **脱脂牛奶** 250 克 **素炒丝瓜**（丝瓜 50 克）	
午餐	**米饭**（大米 120 克） **茭白炒鸡丁**（茭白 150 克、鸡肉 50 克） **炒空心菜**（空心菜 200 克） **橘子** 100 克	
晚餐	**馒头**（面粉 100 克） **豆芽拌海带丝**（水发海带 100 克、绿豆芽 50 克、香油 5 克） **菜汤**（鲜蘑 50 克、油菜 50 克）	

周三		
早餐	**白面包**（面粉 100 克） **无糖酸奶** 125 克 **大拌菜**（紫甘蓝 50 克、生菜 50 克、菜花 50 克） **清蒸虾**（青虾 80 克）	
午餐	**馒头**（面粉 120 克） **素炒菠菜**（菠菜 150 克） **番茄牛肉汤**（牛肉 50 克、番茄 150 克）	
晚餐	**红豆饭**（大米 75 克、红小豆 25 克） **凉拌豇豆**（豇豆 150 克、花生米 15 克、香油 3 克） **素炒圆白菜**（圆白菜 150 克） **豆腐汤**（豆腐 100 克）	

高血压吃什么宜忌速查

周四	早餐	馒头片（面粉 100 克） 脱脂牛奶 250 克 大拌菜（洋葱 50 克、生菜 50 克、芹菜 50 克）
	午餐	牛肉面（牛肉 50 克、面粉 150 克、香油 4 克） 素炒蘑菇（鲜蘑菇 200 克） 桃子 100 克
	晚餐	绿豆饭（大米 75 克、绿豆 25 克） 肉末豆腐（豆腐 100 克、肉末 25 克、香油 4 克） 洋葱炒蛋（洋葱 250 克、鸡蛋 1 个、植物油 5 克）
周五	早餐	馒头（面粉 140 克） 豆浆 400 克 煮鸡蛋 1 个 凉拌菜花（菜花 50 克、西蓝花 50 克、香油 3 克）
	午餐	饺子（面粉 100 克、猪瘦肉 50 克） 凉拌绿豆芽（绿豆芽 100 克、胡萝卜 25 克、香油 3 克） 素炒豆腐（豆腐 150 克、海米 5 克、香油 3 克）
	晚餐	米饭（大米 100 克） 凉拌菜（白萝卜 50 克、黄瓜 150 克、香油 3 克） 韭菜炒虾仁（韭菜 200 克、虾仁 80 克） 素炒苋菜（苋菜 100 克）
周六	早餐	黄瓜凉拌面（面粉 75 克、黄瓜 50 克、香油 3 克） 煮鸡蛋 1 个 牛奶 250 克
	午餐	米饭（大米 150 克） 素炒芹菜（芹菜 200 克、木耳 10 克） 清炒河虾（河虾 20 克）
	晚餐	馒头（面粉 100 克） 鲫鱼汤（鲫鱼 80 克） 凉拌藕片（藕 200 克）
周日	早餐	玉米面饼（面粉 40 克、玉米面粉 60 克） 牛奶 250 克 煮鸡蛋 1 个 凉拌萝卜丝（白萝卜 100 克、香油 4 克）
	午餐	米饭（大米 80 克） 素炒茼蒿（茼蒿 400 克、大蒜 20 克） 素炒大白菜（大白菜 200 克、干香菇 5 克）
	晚餐	馒头（面粉 75 克） 玉米面粥（玉米面 25 克） 凉拌海带丝（水发海带 150 克、绿豆芽 50 克、香油 4 克） 素炒芹菜（芹菜 200 克、干木耳 10 克）

第3周

周一	早餐	**素包子**（面粉 100 克、鸡蛋 1 个、茴香 200 克） **豆浆** 200 克 **大拌菜**（干银耳 5 克、干木耳 5 克、生菜 50 克、番茄 50 克、香油 3 克）
	午餐	**红豆饭**（大米 75 克、红小豆 25 克） **丝瓜汤**（丝瓜 150 克、水发海带 100 克） **炒茼蒿**（茼蒿 100 克、猪瘦肉 75 克） **草莓** 300 克
	晚餐	**馒头**（面粉 120 克） **炒生菜**（生菜 300 克） **红烧虾**（虾 120 克）
周二	早餐	**馒头**（面粉 100 克） **脱脂牛奶** 100 克 **煮鸡蛋** 1 个 **凉拌黄瓜**（黄瓜 150 克、香油 3 克）
	午餐	**米饭**（大米 80 克） **炸黄鱼**（大黄鱼 100 克） **素炒茄子**（茄子 300 克）
	晚餐	**玉米面饼**（面粉 75 克、玉米面 25 克） **洋葱炒鸡肉**（洋葱 50 克、鸡肉 75 克） **炒芹菜**（芹菜 200 克） **凉拌海蜇皮**（黄瓜 150 克、海蜇皮 100 克、香油 4 克）
周三	早餐	**牛奶燕麦粥**（燕麦片 25 克、牛奶 250 克） **全麦面包**（全麦面粉 70 克） **煮鸡蛋** 1 个 **凉拌莴笋**（莴笋 200 克、香油 4 克）
	午餐	**绿豆饭**（绿豆 25 克、大米 75 克） **冬瓜炒虾仁**（冬瓜 100 克、虾仁 50 克） **肉炒茄子**（猪瘦肉 20 克、茄子 150 克） **李子** 200 克
	晚餐	**馒头**（面粉 120 克） **素炒土豆**（土豆 100 克） **炝炒圆白菜**（腐竹 20 克、圆白菜 150 克、胡萝卜 25 克）

高血压吃什么宜忌速查

周四	早餐	包子（面粉 100 克、牛肉 25 克、白萝卜 200 克） 凉拌黄瓜（黄瓜 100 克、香油 2 克） 牛奶 250 克
	午餐	大米饭（大米 80 克） 清蒸鲤鱼（鲤鱼 100 克） 素炒大白菜（大白菜 300 克） 橙子 200 克（带皮）
	晚餐	馒头（面粉 100 克） 素炒茄子（茄子 150 克） 西蓝花炒鸡丝（鸡肉 75 克、西蓝花 150 克）
周五	早餐	全麦面包（全麦面粉 100 克） 牛奶 250 克 凉拌海带丝（水发海带 125 克、绿豆芽 150 克、香油 5 克）
	午餐	米饭（大米 80 克） 手撕圆白菜（圆白菜 200 克） 番茄牛肉汤（牛肉 75 克、番茄 100 克） 西瓜 300 克
	晚餐	馒头（面粉 50 克） 黑米粥（大米 50 克、黑米 25 克） 洋葱炒鸡蛋（洋葱 200 克、鸡蛋 1 个） 芦笋炒肉丝（芦笋 200 克、猪瘦肉 25 克）
周六	早餐	豆包（红小豆 15 克、面粉 60 克） 牛奶 200 克 煮鸡蛋 1 个 大拌菜（芹菜 50 克、洋葱 50 克、紫甘蓝 25 克、香油 4 克）
	午餐	米饭（大米 80 克） 黄瓜拌虾皮（黄瓜 300 克、虾皮 3 克） 排骨汤（猪排骨 75 克） 桃子 150 克
	晚餐	蒸饺（面粉 100 克、猪瘦肉 25 克、虾仁 25 克、茴香 50 克） 拌生菜（生菜 100 克、腐竹 6 克、香油 4 克）
周日	早餐	牛肉包子（牛肉 25 克、面粉 75 克、白萝卜 200 克） 牛奶 250 克 凉拌黄瓜（黄瓜 100 克、香油 2 克）
	午餐	红豆饭（大米 100 克、红小豆 25 克） 番茄西蓝花（番茄 50 克、西蓝花 250 克） 清蒸鲤鱼（鲤鱼 100 克）
	晚餐	馒头（面粉 120 克） 胡萝卜炒肉（胡萝卜 100 克、猪瘦肉 50 克）

周一	早餐	**全麦面包**（面粉 100 克） **素炒豆腐**（豆腐 100 克） **大拌菜**（西蓝花 50 克、番茄 50 克、黄瓜 50 克、生菜 25 克、香油 3 克） **煮鸡蛋** 1 个
	午餐	**牛肉面**（牛肉 75 克、面粉 100 克） **凉拌豆芽**（绿豆芽 100 克、豆腐丝 10 克、香油 5 克）
	晚餐	**馒头**（面粉 75 克） **玉米粥**（玉米糁 50 克） **凉拌菠菜**（菠菜 600 克、干粉丝 10 克、香油 5 克）
周二	早餐	**花卷**（面粉 100 克） **大米粥** 25 克 **煮鸡蛋** 1 个 **凉拌黄瓜丝**（黄瓜 100 克、香油 5 克）
	午餐	**米饭**（大米 80 克） **炒芹菜**（芹菜 200 克） **番茄牛肉汤**（番茄 200 克、牛肉 50 克） **橘子** 100 克
	晚餐	**馒头**（面粉 100 克） **油菜炒肉丝**（油菜 100 克、猪瘦肉 50 克） **豆腐汤**（豆腐 50 克、干木耳 5 克、香油 2 克） **煮玉米** 100 克
周三	早餐	**馒头**（面粉 100 克） **豆浆** 250 克 **凉拌海带丝**（水发海带 25 克、黄瓜 75 克、香油 5 克）
	午餐	**绿豆饭**（大米 60 克、绿豆 25 克） **芹菜炒鸭肉**（芹菜 200 克、鸭肉 100 克） **虾皮汤**（虾皮 10 克、紫菜 2 克、香油 5 克）
	晚餐	**花卷**（面粉 120 克） **白菜炒肉丝**（大白菜 150 克、猪瘦肉 50 克） **丝瓜汤**（丝瓜 150 克、鸡蛋 2 个）

周四	早餐	馒头（面粉 100 克） 牛奶 250 克 煮鸡蛋 1 个 生番茄 100 克
	午餐	米饭（大米 80 克） 茭白炒鸡肉（茭白 200 克、鸡肉 50 克） 冬瓜汤（冬瓜 150 克、香油 5 克）
	晚餐	馒头（面粉 100 克） 油菜豆腐汤（油菜 100 克、豆腐 50 克） 萝卜炒肉（白萝卜 100 克、猪瘦肉 50 克）
周五	早餐	全麦面包（全麦面粉 100 克） 牛奶 250 克 凉拌绿豆芽（绿豆芽 75 克、香油 5 克）
	午餐	米饭（大米 80 克） 鲤鱼汤（鲤鱼 50 克、豆腐 50 克） 炒茼蒿（茼蒿 200 克） 橘子 100 克
	晚餐	馒头（面粉 100 克） 炒茄子（茄子 150 克） 萝卜炖牛肉（牛肉 100 克、白萝卜 150 克）
周六	早餐	馒头（面粉 100 克） 鲜牛奶 250 克 煮鸡蛋 1 个 煎豆腐（豆腐 50 克）
	午餐	米饭（大米 75 克、小米 25 克） 鱼香茄子（番茄 50 克、茄子 100 克） 芦笋炒肉片（芦笋 100 克、猪瘦肉 50 克）
	晚餐	花卷（面粉 120 克） 蘑菇炖土鸡（鲜蘑 50 克、土鸡 100 克） 炒土豆（土豆 150 克）
周日	早餐	玉米面饼（玉米面粉 60 克、面粉 40 克） 牛奶 250 克 煮鸡蛋 1 个 凉拌萝卜丝（白萝卜 100 克、香油 4 克）
	午餐	米饭（大米 150 克） 香菇白菜（干香菇 5 克、大白菜 200 克） 清炒芹菜（芹菜 200 克）
	晚餐	馒头（面粉 75 克） 小米粥（小米 25 克） 茼蒿炒肉丝（茼蒿 400 克、鸡肉 50 克） 凉拌海带丝（水发海带 150 克、绿豆芽 50 克、香油 4 克）

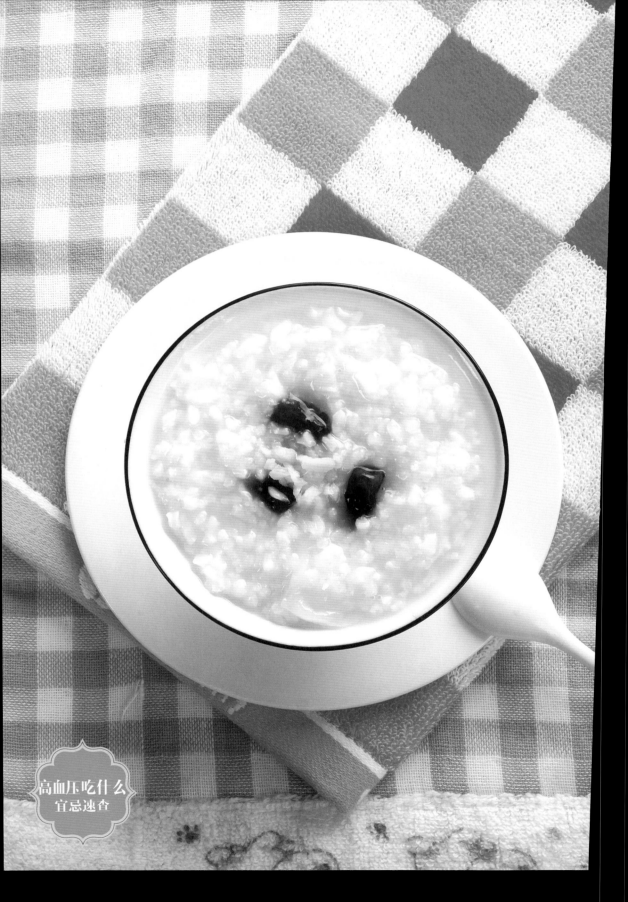

高血压吃什么
宜忌速查

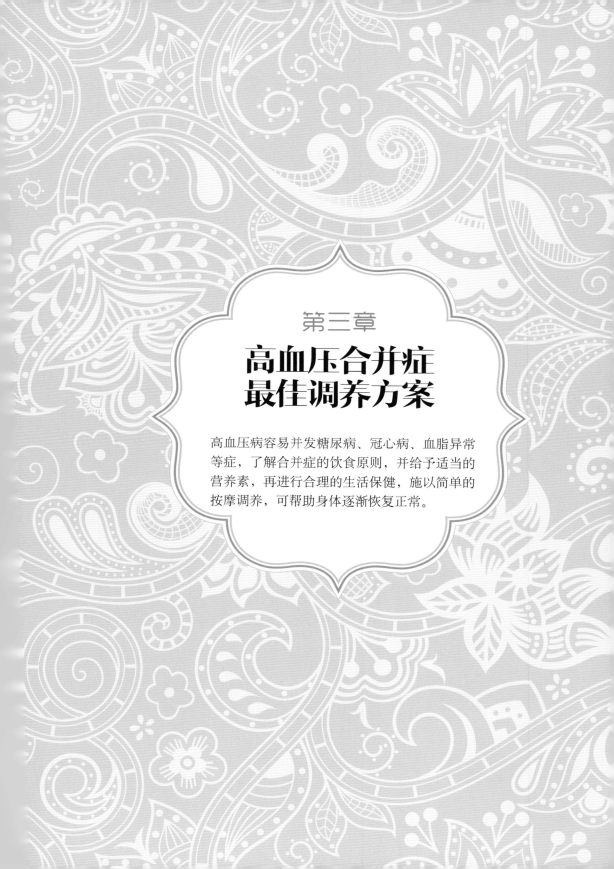

第三章

高血压合并症
最佳调养方案

高血压病容易并发糖尿病、冠心病、血脂异常等症，了解合并症的饮食原则，并给予适当的营养素，再进行合理的生活保健，施以简单的按摩调养，可帮助身体逐渐恢复正常。

高血压合并糖尿病
调养方案

高血压病、糖尿病同时发生，不但不利于血压的稳定，还会给心脑血管以及其他器官造成极大的伤害。患者除了要坚持药物治疗外，还要进行合理的饮食调养、身体护理和按摩调养，以达到治疗疾病的目的。

饮食原则

- 使热量摄入和消耗平衡。科学计算每天应摄取的热量，严格按照标准执行。

- 不吃糖果。忌食蔗糖、葡萄糖以及其他糖制品。食用淀粉含量高的蔬菜，如土豆、红薯、山药等时相应减少主食的量。

- 少吃含胆固醇高的食物，如蛋黄、肥肉、动物肝脏等。

- 限制盐的摄入。每天食盐的摄入量不应超过 3 克。

- 少食多餐。餐后血糖易升高的患者可少食多餐，但总量不要变。

- 选择优质蛋白质。蛋白质的来源应以牛奶、瘦肉、蛋清、豆腐等优质蛋白为主。

- 水果摄入量每天不超过 150 克，并选择含糖量低的，如草莓、柚子、桃、梨等。通常在两餐之间或睡前 1 小时食用，正餐前后不宜吃水果。但尿糖超过 3 个加号、空腹血糖超过 11 毫摩尔 / 升、有酮症酸中毒的患者不宜吃水果。

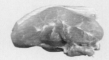

- 多吃富含膳食纤维的食物，如粗粮、芹菜、韭菜、海带、紫菜等。每天蔬菜的摄入量应不少于 500 克。膳食纤维能吸附肠道内的胆固醇，有助于降低血糖和胆固醇水平。

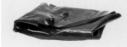

- 少吃零食。瓜子、花生、薯片等零食脂肪含量较高，易给身体造成负担。

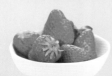

- 晚餐不要吃太晚。最好把晚饭时间安排在下午 6:30~7:30，这样就有时间在晚饭后进行适量的运动。

- 少用油炸、油煎的方法烹制食物，宜采用蒸、煮、炖、凉拌等方法烹调。

不宜吃的食物

✗ 蜂蜜

含葡萄糖和果糖较多，易引起血糖波动。

✗ 果脯

含糖量高，易升血糖。

✗ 可乐

升糖指数高。

✗ 肥肉

富含胆固醇，影响血压。

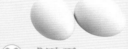

✗ 咸鸭蛋

盐分较高，易升高血压。

✗ 火腿

含盐量高，不利稳定血压。

其他不宜吃的食物：白糖、砂糖、红糖、冰糖、雪碧、果汁、动物内脏、咸菜、油条、炸鸡腿、罐头类食品等。

宜吃的食物

✓ 燕麦

富含膳食纤维，有利于降压、降糖。

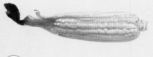

✓ 玉米

保持血管弹性，降压效果好。

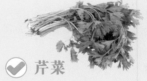

✓ 芹菜

清热利水，降压、降糖。

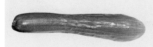

✓ 黄瓜

低脂、低糖、低热量，可改善高血压和糖尿病。

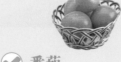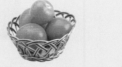

✓ 番茄

含糖量低，还可促进钠的排泄。

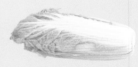

✓ 大白菜

低糖蔬菜且富含膳食纤维，有利于降压、降糖。

其他宜吃的食物：全麦、荞麦、菠菜、苦瓜、冬瓜、莴笋等。

可适量吃的食物

绿豆、红小豆、黄豆、黑豆等豆类及其制品；大米、面粉等粮食类食物；花生、核桃、榛子等坚果；山药、土豆等含淀粉较多的食物；酱油、盐等调味品；鸡肉、鸭肉、猪肉、牛肉、羊肉等肉类，以及一些水产品等。这些食物能适量食用，但不宜过多，否则易引起血压或者血糖升高。

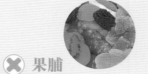

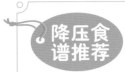

玉米番茄羹

原料： 番茄 400 克，玉米罐头 1 盒或鲜玉米 200 克，水淀粉、盐各适量。

做法：

① 番茄洗净，去皮，切丁。

② 锅中倒入清水烧沸，先下入玉米稍煮一下，再倒入番茄丁，烧沸后改小火，调入盐，最后淋入水淀粉即可出锅。

营养师建议： 谷类和蔬菜类食物搭配食用，营养更加充分，且均有利于降压、降糖。

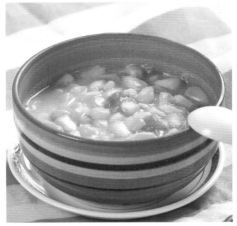

胡萝卜炒西蓝花

原料： 西蓝花 300 克，胡萝卜 50 克，蒜、葱、植物油、盐各适量。

做法：

① 将西蓝花择洗干净，掰成小朵。

② 葱、蒜洗净，切碎。胡萝卜洗净，切片。

③ 烧开水，把西蓝花放入沸水中焯至六成熟。捞出，沥干水分。

④ 炒锅烧热，倒油，油热时放入葱花、蒜末爆出香味。

⑤ 把西蓝花、胡萝卜片放入快炒。放入盐调味即可。

营养师建议： 西蓝花焯水时，时间不能太长，不然烂了就不好吃了，也不能太短，以免不熟。

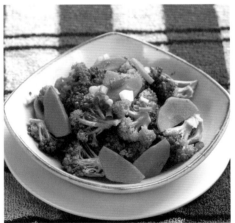

凉拌芹菜

原料： 芹菜梗 200 克，水发海带 150 克，水发木耳 50 克，老抽、醋、香油、盐、白糖各适量。

做法：

① 水发海带、水发木耳洗净切丝，用沸水焯熟。

② 芹菜梗洗净，切成 3 厘米长的段，入沸水中煮 3 分钟后捞起，沥干。

③ 将海带丝、木耳丝、芹菜梗加老抽、醋、香油、盐、白糖拌匀即成。

营养师建议： 摘下的芹菜叶含有较多的营养成分，不要扔掉，可在做粥或面条时食用。

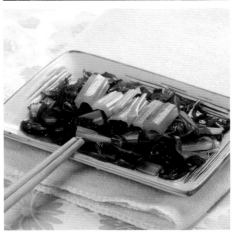

木耳拌黄瓜

原料： 水发木耳100克，黄瓜100克，蒜、醋、盐各适量。

做法：

① 把水发木耳清洗干净，去蒂，在沸水中焯一下，捞出，晾凉，撕成小朵。

② 黄瓜洗净，切丁。蒜拍碎。

③ 取小碗，放入醋、盐搅拌均匀，制成调味料。

④ 取小盆，把木耳和黄瓜放入，把调味料倒在上面，再加入拍碎的蒜粒，搅拌均匀，盛入盘中即可食用。

营养师建议： 木耳中铁的含量较为丰富，常吃能为身体补充铁质。

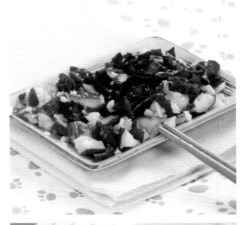

清炖鲫鱼

原料： 鲫鱼200克，鲜香菇、冬笋各50克，葱段、姜片、盐、植物油各适量。

做法：

① 鲫鱼去鳞、内脏后洗净；鲜香菇、冬笋切条。

② 锅内放油，烧热后，放姜片、鱼，略煎，加入清水烧开，放香菇条、冬笋条、葱段，用大火煮开后改小火，炖至汤白，加盐调味即可。

营养师建议： 鲫鱼汤味道鲜美，有滋补作用，很适合病后体弱者食用。

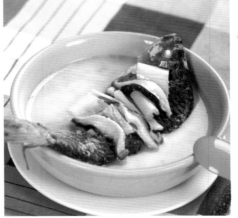

菠菜胡萝卜炒鸡蛋

原料： 菠菜250克，胡萝卜150克，鸡蛋2个，植物油、盐、蒜末、生抽各适量。

做法：

① 菠菜择洗干净后放锅中焯烫一下，捞出备用；胡萝卜切条；鸡蛋打散放锅中炒熟。

② 锅中放油，放入蒜末炒香。加入胡萝卜条翻炒。

③ 加生抽和少量的热水，炒至胡萝卜变熟。加入菠菜翻炒一会儿，最后倒入炒熟的鸡蛋，加入盐调味即可。

营养师建议： 吃菠菜前要用热水焯透，以减少草酸的含量。

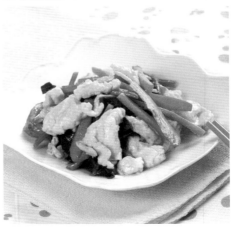

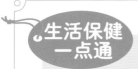
- 高血压合并糖尿病的患者最好每周监测血压和血糖。自己以及家人都应熟练掌握血压和血糖的监测方法，密切观察患者的病情，以便及时治疗。

- 定期做尿常规、血脂四项、糖化血红蛋白、眼底及其他常规检查。

- 高血压合并糖尿病患者一定要在医生的指导下服用降压药，以免某些降压药加重并发症，造成严重后果。

- 吸烟者应严格戒烟。吸烟会刺激心脏，使心跳加快、血管收缩，导致血压升高。

- 增加体育锻炼的时间，每天至少活动 30~40 分钟，可采用散步、慢跑、练体操、球类运动等形式。进行户外运动时，要注意天气变化，最好随身携带衣物，及时增减，避免着凉感冒。

- 保持精神愉快，避免情绪激动，增强治疗疾病的信心。

- 保证充足睡眠，劳逸结合，不要从事重体力劳动。

- 当患者出现精神萎靡、困倦、乏力、多尿等症状时，要及时咨询医生。

- 鞋袜穿戴要松紧合适，避免足部破损。

- 保持个人卫生，居住环境要干净整洁。

- 注意保暖，宜用 37℃左右的温水洗澡。避免受寒，寒冷会引起毛细血管收缩，易使血压升高。

- 清晨补充一些水分，以降低血液的黏稠度。

- 睡眠时枕头的高度要适宜，不能不用枕头或枕头过低，以免流入头部的血液增多。

- 尽量少用或不用催眠药，做到自然入睡。

- 午饭后可小睡一会儿，一般睡 30~60 分钟为宜。

- 少看电视，患者不宜长时间久坐在电视屏幕前，也不要看惊险刺激的节目。

- 睡前用温水泡脚，以促进血液循环，帮助入睡。

曲池穴

定位：在肘横纹外侧端，尺泽与肱骨外上髁连线的中点处。

按摩方法：先用右手的食指指腹按摩左肘关节处的曲池穴，力度适中即可，顺时针和逆时针各 20 下，然后用左手按摩右肘关节。

功效：清脾，祛除大肠之热，降血压。

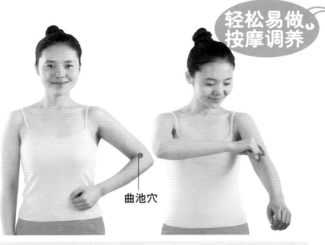

曲池穴

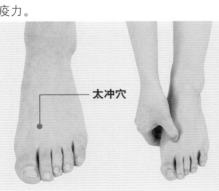

睛明穴

睛明穴

定位：在面部，目内眦角稍上方凹陷处。

按摩方法：用双手的拇指指腹按揉睛明穴，按摩力度要适中，操作时手指不要离开皮肤。

功效：缓解眼部疼痛，能够防治高血压、糖尿病引起的眼部病变。

足三里穴

定位：在小腿前外侧，犊鼻下 3 寸，距胫骨前缘 1 横指。

按摩方法：端坐，用拇指的指腹压迫足三里穴 2 分钟，3 秒钟间歇 1 秒钟，然后顺时针、逆时针分别按揉足三里穴 30 下，以有酸、胀感为宜。

功效：通便，降脂，降压，降糖，提高免疫力。

足三里穴

太冲穴

太冲穴

定位：在足背，第 1 跖骨间隙的后方凹陷处。

按摩方法：浴足之后端坐，把左脚放在合适的位置，用右手拇指的指端按压太冲穴，力度要重，以有疼痛感为宜，按摩 1 分钟后，再按摩右脚的太冲穴 1 分钟。

功效：有助于改善高血压合并糖尿病患者的头痛、眩晕等症状。

高血压合并冠心病
调养方案

　　高血压病的病程越长，冠心病的发病率越高，二者往往伴随发生，只有在生活中注意饮食营养，合理保健，合理用药，才能抑制疾病的发生、发展。

饮食原则

- 控制胆固醇的摄入。高血压合并冠心病患者每天胆固醇的摄入量应小于 300 毫克。动物内脏如肝、心、肾等含胆固醇较高，要少吃或不吃。1 个鸡蛋中胆固醇含量大约为 300 毫克，一天只能吃半个鸡蛋或两天吃一个鸡蛋。

- 饮食宜清淡，限制脂肪的摄入。少吃或不吃肥肉，动物油也要少吃。烹调尽量采用蒸、煮、凉拌等方式，不用烟熏、油煎、油炸等烹调方法。

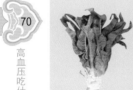

- 少吃盐，每天的食盐摄入量在 4 克以下，不要吃腌制食品。

- 多吃富含钾和维生素 C 的水果、蔬菜，如猕猴桃、橙子、草莓、番茄、莴笋、芹菜等。

- 每周吃 1~2 次海鱼。海鱼含有的不饱和脂肪酸有降低血清胆固醇和甘油三酯的作用，可达到保护血管，防治冠心病的目的。

- 适量摄入蛋白质。每天食物中蛋白质的含量以每千克体重不超过 1 克为宜。若摄入过多，对冠心病的病情不利。

- 吃易消化的食物。冠心病患者血液循环功能减退，消化功能弱，影响食物的消化吸收，所以所吃食物应易于消化。

- 控制糖的摄入。尽量少吃蔗糖、葡萄糖等糖类，含糖量较高的食品也要少吃。

- 适当增加膳食纤维的摄入。膳食纤维能吸附胆固醇，阻止胆固醇被人体吸收，并能促进胆酸从粪便中排出，减少胆固醇在体内生成。

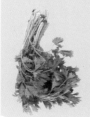

- 不要暴饮暴食，晚餐也不宜吃得过饱，以免诱发急性心肌梗死。

- 不要食用过于辛辣刺激的食物。

不宜吃的食物

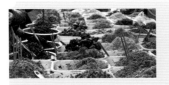

❌ **咸菜**

腌制的食物含盐量较高，
对疾病不利。

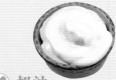

❌ **奶油**

脂肪和胆固醇含量高。

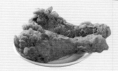

❌ **炸鸡腿**

油炸食品太油腻，含油脂
较多。

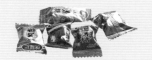

❌ **糖果**

含糖量高，对冠心病患者
有不利影响。

❌ **肥肉**

高脂肪、高胆固醇。

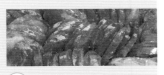

❌ **香肠**

加工食品，含盐量高。

其他不宜吃的食物：咸鸭蛋、咸鱼、火腿、动物内脏、蟹黄、糕点、饮料、调料等。

宜吃的食物

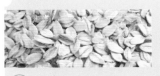

✓ **燕麦**

富含蛋白质和微量元素，
可防治高血压、冠心病。

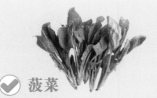

✓ **菠菜**

促进钠的排泄。

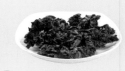

✓ **木耳**

降胆固醇。

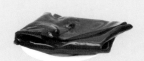

✓ **海带**

富含的多糖类物质对高血
压并发冠心病患者有益。

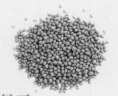

✓ **绿豆**

清热解毒，降胆固醇。

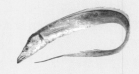

✓ **带鱼**

富含不饱和脂肪酸，降低
胆固醇。

其他宜吃的食物：大米、面粉、玉米、大白菜、油菜、苦瓜、番茄、黄瓜、银耳、香菇、
黄豆、黑豆、海鱼、虾等。

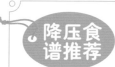

清蒸带鱼

原料：带鱼 300 克、姜、小葱、盐各适量。

做法：

① 将带鱼除去肠杂后洗净切段，放在盘子中，在带鱼段上撒盐，腌制 1 小时左右，让盐被鱼身吸收。

② 把姜切片，小葱切碎。

③ 把姜片放在带鱼上。然后把盘子放入蒸锅中，上锅蒸 10~15 分钟后取出。

④ 在蒸好的带鱼上撒上香葱即可食用。

营养师建议：带鱼的银鳞是对人体非常有益的物质，可以不刮。

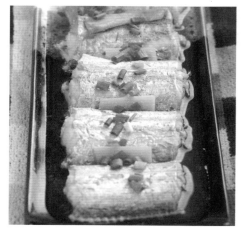

生菜豆腐汤

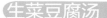

原料：生菜（团叶）100 克，南豆腐 100 克，盐、熟植物油、葱汁、姜汁、白胡椒粉、白醋各少许。

做法：

① 生菜叶洗净控水，切成段；豆腐切成长方块。

② 汤锅中倒入适量水煮沸，下入豆腐块，汤沸后淋入熟植物油，放生菜叶段，加盐、葱汁、姜汁、白胡椒粉、白醋调味，略煮即可。

营养师建议：这道菜营养丰富，有降脂、降压、防便秘的功效。

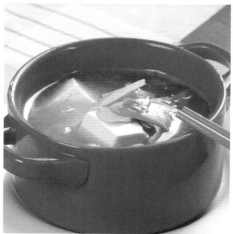

红小豆粥

原料：红小豆 20 克，大米 50 克。

做法：

① 红小豆清洗干净，用清水浸泡 6~8 小时。大米淘洗干净。

② 把大米和红小豆一起放入锅中，加入适量水，熬成粥即可食用。

营养师建议：红小豆需先用水浸泡，否则很难煮烂。

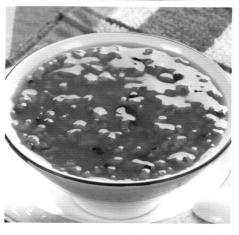

金针菇拌菠菜

原料： 金针菇 50 克，菠菜 100 克，酱油、醋、盐、香油各适量。

做法：

① 金针菇洗干净，去根，择成单束。

② 将菠菜洗净，切成 3 厘米长的小段备用。

③ 将金针菇和菠菜分别在沸水中焯熟，捞出沥干水分，备用。

④ 加入盐、酱油、醋、香油拌匀即可食用。

营养师建议： 金针菇和菠菜搭配食用，能增强降压的效果。

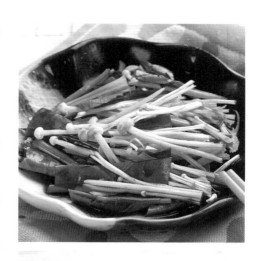

凉拌芝麻芹菜

原料： 芹菜 300 克，胡萝卜 50 克，蒜、盐、香油、熟白芝麻各适量。

做法：

① 芹菜洗净，切段。胡萝卜洗净，切成与芹菜段等长的丝。蒜切末。

② 水烧开，分别把芹菜和胡萝卜过水焯至断生。捞出沥干水分，放凉，备用。

③ 将芹菜段和胡萝卜丝放入盘中，倒入盐、蒜末、香油，搅拌均匀。

④ 在拌好的菜上撒上熟白芝麻即可。

营养师建议： 芹菜可消除烦躁情绪，有降压的作用。

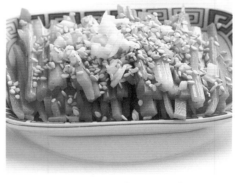

番茄圆白菜汤

原料： 圆白菜 100 克，番茄 50 克，葱、盐、香油各适量。

做法：

① 圆白菜洗净，切成菱形片。番茄洗净，切片。葱洗净，切碎。

② 汤锅中放适量水，烧开，放入圆白菜片和番茄片煮熟。

③ 加葱花、盐调味，出锅时淋上香油即可食用。

营养师建议： 这道汤清淡可口，且低脂、低胆固醇，适合高血压病、冠心病患者食用。

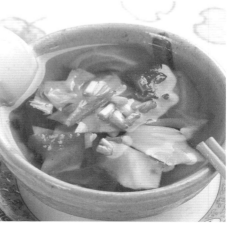

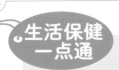

生活保健
一点通

- 严密监测高血压合并冠心病患者的血压、心率的变化，一旦出现问题应及时就医。

- 在医生的指导下选择合适的降压药。

- 随时观察患者有无胃部不适、恶心呕吐、食欲缺乏、呼吸困难、出冷汗、颈痛、牙痛等症状，一旦出现上述症状，应及时检查心电图，若有心肌缺血，应紧急处理，以免延误病情。

- 患者若有心前区闷痛、绞窄感、恐惧感等，可以根据自己以往的经验自行服药，就地休息，有条件时吸氧，可以收到很好的效果，不必等医生，以防出现严重后果。

- 若血压有波动，应积极进行治疗。

- 不要勉强自己从事高强度的活动，以免发生危险。外出旅行、公务活动时应随身携带药物，以备不时之需。

- 适当进行锻炼。可根据自身条件、兴趣爱好选择适当的项目进行锻炼，如打太极拳、打乒乓球、做健身操等。但要量力而行，不要过度锻炼。

- 戒烟少酒。少喝浓茶和咖啡。

- 劳逸结合，避免重体力劳动，避免突然用力。

- 早睡早起，避免熬夜。每天最好午睡半个小时。

- 避免情绪激动和过分紧张，保持情绪稳定，避免暴怒、惊恐、过悲、过喜。少看惊险或刺激的影视剧。

- 贫血、甲状腺功能亢进症等疾病会增加心脏负担而诱发心绞痛，应积极治疗这类疾病。

- 少量多餐，避免暴饮暴食。

- 注意节制性生活。

- 洗澡时间不宜过长。洗澡时间过长会使人缺氧，二氧化碳含量升高，从而诱发心绞痛。

- 大小便时尽量不要锁门，以便发生意外时可以得到及时救助。

74

高血压吃什么宜忌速查

内关穴

定位：在前臂掌侧，腕掌侧横纹上2寸，掌长肌腱与桡侧腕屈肌腱之间。

按摩方法：端坐，用右手拇指指腹按压左臂上的内关穴，力度适中，顺时针、逆时针各30下，然后再按摩右臂的内关穴，每天按摩3~5次。

功效：按摩此穴可安心宁神、宽胸理气，能调节心率，缓解胸闷憋气等不适症状。

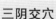

三阴交穴

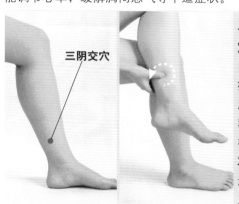

定位：在小腿内侧，内踝尖上3寸，胫骨内侧缘后方。

按摩方法：沐浴后端坐床上，用拇指的指腹顺时针和逆时针按压三阴交穴，力度应稍大一些，1分钟后更换另一条腿，用同样的方法按摩1分钟，每天1次。

功效：按揉三阴交穴有双向调压作用，当血压过高或过低时都可以用三阴交穴来调节，另外，三阴交穴能养护心肾，有益于冠心病的调养。

膻中穴

定位：在胸部，横平第4肋间隙，两乳头连线的中点。

按摩方法：端坐，放松身体，用中指指腹按压胸前的膻中穴，逐渐用力，以有疼痛感为宜。每次按压1分钟，每天2次。

功效：膻中穴对胸部疼痛、心悸有很好的疗效。

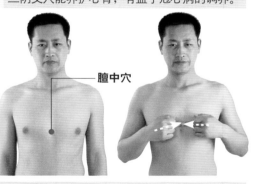

神门穴

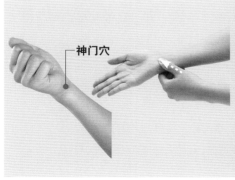

定位：在腕部，腕掌侧横纹尺侧端，尺侧腕屈肌腱的桡侧凹陷处。

按摩方法：端坐，放松身体，调整呼吸。先用左手的拇指指腹点压右手手腕处的神门穴，力度要逐渐加重，以有疼痛感为宜。每次点压1分钟，每天睡前按摩1次。

功效：按揉神门穴有养心安神的功效，对高血压病、冠心病均有益。

高血压合并肥胖症
调养方案

　　肥胖者的高血压病患病率远远高于体重正常者，而高血压、肥胖症又都是引起心血管疾病的危险因素，且更容易诱发其他并发症，所以要引起足够的重视，及时减肥。

饮食原则

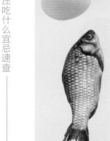

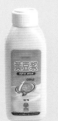

- 控制总能量的摄入，逐渐减少每天摄入的总热量，以每周减肥 1~1.5 千克为宜。

- 控制脂肪和胆固醇的摄入，避免吃肥肉、动物内脏、鱿鱼、蛋黄等高脂肪、高胆固醇的食物。

- 适量摄入碳水化合物，一般每人每天摄入 250~350 克为宜。

- 保证蛋白质的摄入，尤其是优质蛋白质，如蛋类、鱼肉、豆制品等。每周吃 2~3 次鱼类蛋白质，可改善血管弹性和通透性，增加尿钠排出，从而降低血压。

- 多吃富含膳食纤维和维生素的食物。新鲜的蔬菜、水果富含大量的维生素和膳食纤维，建议每天进食蔬菜 500 克左右，水果 200 克左右。

- 减少食盐的摄入。

- 提倡摄入富含钾、钙的食物，如大枣、蘑菇、圆白菜、番茄、冬瓜、苦瓜等。

- 控制用油量，烹调每天用油 20 克以下，少食动物油。

- 不喝酒，少吃甜食。

- 禁用油煎炸、烟熏、腌等方法烹调食物，宜采用蒸、煮、烧、凉拌等烹调方法。

- 每顿饭都不要吃得太饱，半饱即可。吃饭时要细嚼慢咽，每餐时间不少于 20 分钟。三餐的热量分配应得当，晚餐后不要再吃其他食物，尤其是甜食。

- 尽量吃饱腹感强、热量低的食物，比如豆制品等，增强饱腹感，有利于减肥。

- 少吃或不吃油炸食品、糖果、零食、冰淇淋等。

- 常吃杂粮和粗粮，对高血压病及肥胖症患者均有益处。

不宜吃的食物

✖ 肥肉

高脂肪，容易增肥。

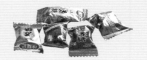

✖ 糖果

过量的甜食会导致肥胖。

✖ 冰激凌

含糖多、热量高，不利于高血压病患者和肥胖者。

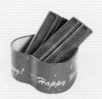

✖ 巧克力

高热量、高脂肪。

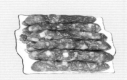

✖ 腊肠

含盐量高，不利于降压。

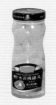

✖ 罐头

高糖分、高盐分，不利于减肥和降压。

其他不宜吃的食物：油饼、油条、甜点、动物油、腌制品、奶油等。

宜吃的食物

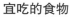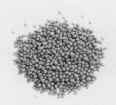

✔ 绿豆

降胆固醇、降压、减肥。

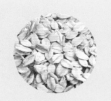

✔ 燕麦片

有饱腹感，减少进食量。

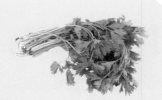

✔ 芹菜

低脂、低热量，减肥、降压。

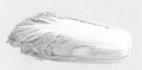

✔ 大白菜

利尿通便，调节血压。

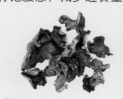

✔ 木耳

去脂减肥，预防高血压。

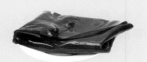

✔ 海带

去脂、降压、减肥。

其他宜吃的食物：红小豆、高粱米、荷兰豆、四季豆、豆芽、洋葱、萝卜、冬瓜、黄瓜、番茄、茄子、木耳、香菇、山楂、苹果、猕猴桃、牛奶、虾、蟹等。

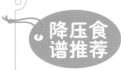

降压食
谱推荐

牛奶燕麦粥

原料：燕麦片 100 克，脱脂牛奶 30 克。

做法：

放燕麦片于锅内，加 250 克水泡 30 分钟，用旺火烧开后放入牛奶，再煮 20 分钟至麦片熟烂，即可盛碗。

营养师建议：燕麦中含有丰富的膳食纤维，不仅能降脂降压，还能增强饱腹感，是肥胖症的食疗佳品。

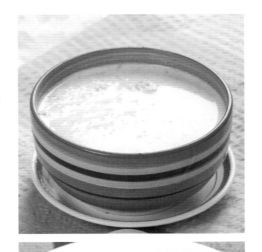

西芹炒杏仁

原料：西芹 200 克，杏仁 100 克，植物油、蒜蓉汁、盐、高汤各适量。

做法：

① 西芹择洗干净，撕去筋后，切段。

② 锅置火上，倒油烧热后放入蒜蓉汁炒香，接着放入杏仁炒至泛黄。

③ 加入西芹段翻炒，加少许高汤，下盐调味即可。

营养师建议：芹菜含有降低血压的成分，且低脂肪、低热量，也非常适合肥胖症患者食用。

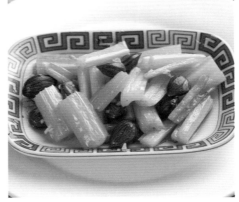

香菇白菜汤

原料：大白菜 150 克，鲜香菇 50 克，魔芋 100 克，盐 5 克，植物油、姜末、水淀粉各适量。

做法：

① 大白菜洗净，撕成小片；鲜香菇去蒂，洗净，切片；魔芋洗净切片。

② 锅置火上，倒油烧热，倒入香菇片和魔芋块略炸片刻，捞起沥干。

③ 大白菜片倒入热油中炒软，加入适量水煮开，加盐和姜末调味，放入香菇片、魔芋块，烧沸约 2 分钟，用水淀粉勾薄芡即可。

营养师建议：大白菜营养丰富，利尿通便，能够降脂减肥。

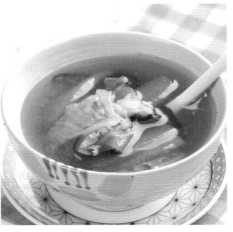

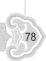

炒胡萝卜丝

原料： 胡萝卜 150 克，绿豆芽 200 克，葱丝、盐、白糖各适量。

做法：

① 胡萝卜洗净切成细丝；绿豆芽去根洗净，用沸水煮 2 分钟捞起沥干。

② 锅置火上，倒油烧至六成热，爆香葱丝，放入胡萝卜丝，快速翻炒至将熟。

③ 放入绿豆芽、盐、白糖炒匀入味即可。

营养师建议： 这道菜健胃消食且低脂，适合高血压病患者食用。

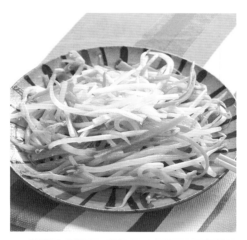

清拌茄子

原料： 嫩茄子 500 克，香菜 15 克，蒜末、米醋、白糖、香油、酱油、盐、花椒各适量。

做法：

① 嫩茄子洗净削皮，切成片，放入碗内，撒上少许盐，再投入凉水中，泡去茄褐色，捞出放蒸锅内蒸熟，取出晾凉。

② 将炒锅置于火上烧热，加入香油，下花椒炸出香味后，连油一同倒入小碗内，加入酱油、白糖、米醋、盐、蒜末，调成汁，浇在茄片上。

③ 香菜择洗干净，切段，撒在茄片上即成。

营养师建议： 这道菜有清热利尿的功效。

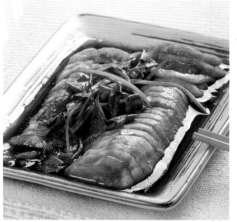

虾仁油菜

原料： 油菜 300 克，虾仁 200 克，酱油、淀粉各 10 克，植物油、盐、料酒、葱花、姜末各适量。

做法：

① 虾仁洗好，用料酒、酱油和淀粉拌匀。油菜洗净切成寸段。

② 油烧热后先下虾仁煸炒几下起锅。

③ 煸炒油菜至半熟，加入葱花、姜末、盐，倒入虾仁，大火快炒即可起锅。

营养师建议： 虾富含蛋白质和微量元素，有利于降压。

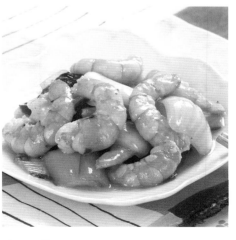

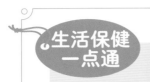

- 在医生的指导下服用降压药，不要随意服药。

- 家中最好备有一台血压计，严密监测患者的血压情况，以便及时治疗。

- 肥胖的高血压病患者一定要减轻体重，但要在保证自身安全的情况下减肥，以免影响血压，发生危险。

- 适度运动。运动应因人而异，要按医生制订的运动方法去合理运动，最好采用循序渐进的原则。在运动过程中出现胸闷、胸痛、憋气、头晕等不适症状时应立即停止活动。要想减轻体重，运动还需持之以恒。

- 戒烟戒酒。烟、酒都会对血压有一定的影响，应提倡不吸烟，少量饮酒或不饮酒；不喝浓咖啡、不饮浓茶。

- 保持情绪稳定。避免情绪激动及过度紧张、焦虑，遇事要冷静、沉着。多参加轻松愉快的业余活动，这样做对稳定血压有益。

- 保证睡眠充足，不要熬夜。睡眠不好会影响新陈代谢，不利于减肥，更对血压有影响。

- 起床动作应缓慢，不要急于起床，可翻翻身，伸下懒腰，活动一下，在床上坐一会儿再下来。

- 每天饭后不要立即坐下，站立半小时以上，睡前3小时不要吃任何东西。

- 保证排便通畅。排便时要轻缓，不要用力憋气，以免使血压升高。另外，便秘也会使人肥胖。

- 避免出汗过多。大量出汗和过度呼吸会使体内水分丢失过多，引起脑血管疾病。

- 不要暴饮暴食。暴饮暴食不仅会使肥胖者摄取过量的油脂及热量，还会加重慢性胆囊炎、慢性胰腺炎、功能性消化不良等肥胖者常伴有的消化系统疾病，甚至诱使其急性发作。

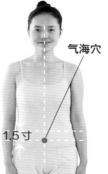

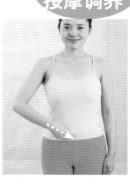

气海穴

定位：在下腹部，脐下 1.5 寸，前正中线上。

按摩方法：腹部放松，用中指按住气海穴，用力向下按，再松开，如此反复 20 下，每天 1~2 次。

功效：按此穴可以消除腹部脂肪，加速代谢，还可增强机体免疫力。

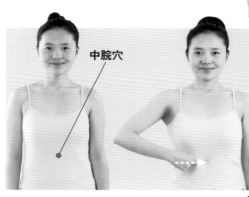

中脘穴

定位：在上腹部，脐上 4 寸，前正中线上。

按摩方法：端坐，用食指按压中脘穴，力度要大，但速度要慢。每天 1~2 次。

功效：按摩此穴可健脾和胃，调整消化功能，养心安神，既能降脂减肥又能降低血压。

天枢穴

定位：在腹部，横平脐中，前正中线旁开 2 寸。

按摩方法：站立，用食指和中指指端同时按揉天枢穴，顺时针和逆时针各按揉 100 下。每天 1~2 次。

功效：按揉此穴可促进胃肠蠕动，加速排便，对减肥和降压均有益处。

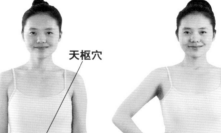

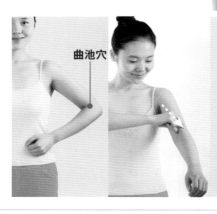

曲池穴

定位：在肘横纹外侧端，尺泽与肱骨外上髁连线的中点处。

按摩方法：站立，用右手的拇指指腹按压左臂的曲池穴，力度要适中，以有微痛感为宜。按下 5 秒钟后松开再按下，如此反复进行 4 分钟，用同样的方法按摩右臂曲池穴，每日 1~2 次。

功效：按摩此穴有排肠毒，加快新陈代谢，降低血压的功效。

轻松易做
按摩调养

高血压合并血脂异常
调养方案

血脂异常是高血压病患者常见的合并症，不仅会使高血压症状加重，还会诱发冠心病等心脑血管疾病。所以要积极配合治疗，合理进行饮食调理，做好日常保健，达到降脂、降压的目的。

饮食原则

- 控制每天总热量。适量控制米饭、馒头等碳水化合物的摄入量，并要少吃甜食。

- 控制脂肪摄入量。避免吃肥肉、奶油、油腻的汤等，鸡、鸭宜去皮食用。保持低脂饮食状态。但也要注意，并非要全素饮食，适量的鱼、肉、蛋的补充也是必要的，应选择瘦肉、鱼、虾等。

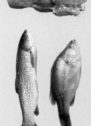

- 限制胆固醇的摄入。忌食含胆固醇高的食物，如动物内脏、蛋黄、鱼子、鱿鱼等食物。膳食中的胆固醇每天应不超过300 毫克。

- 每天蛋白质的摄入量为每千克体重 1 克蛋白质，其中植物蛋白占 50%，每周最好吃 2~3 次鱼类。

- 清淡饮食，避免进食重油、油煎、油炸食品和腌制品，烹饪宜用植物油。

- 多吃富含膳食纤维的食物,如新鲜蔬菜、水果、豆类、谷类等。患者每天摄入 400~500 克的新鲜蔬菜或 40~50 克粗粮即可满足需要。

- 每天的食盐量控制在 3 克以内。

- 多吃富含钾的食物，如番茄、鲜蘑菇、西葫芦、芹菜等各种绿叶蔬菜，橘子、苹果、梨、猕猴桃、西瓜等水果。

- 摄入足够的钙元素，低脂乳制品、豆制品、虾皮、海带、木耳等均富含钙，经常食用既补钙又降低血压。

- 戒烟限酒。

- 不要暴饮暴食，每餐以七分饱为宜，晚餐要少吃。

- 少吃甜食。甜食含糖量高，可在体内转化成脂肪，容易促进动脉粥样硬化。

不宜吃的食物

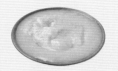  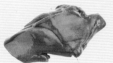

❌ **动物油**

富含脂肪和胆固醇，不利于降压、降脂。

❌ **肥肉**

高脂肪、高热量。

❌ **动物内脏**

胆固醇含量高。

 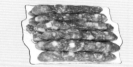 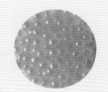

❌ **奶油**

富含脂肪，对血管有害。

❌ **腊肠**

含盐量高，易升血压。

❌ **鱼子**

富含胆固醇。

其他不宜吃的食物：肉皮、猪蹄、全脂奶、蟹黄、腌渍食物、烟熏食物等。

宜吃的食物

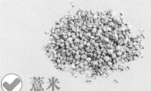 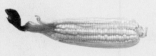 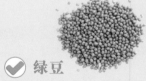

✓ **薏米**

健脾除湿，高血压病、高脂血症患者食疗佳品。

✓ **玉米**

保持血管弹性。

✓ **绿豆**

降低胆固醇，降脂、降压。

 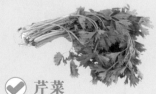 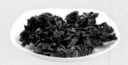

✓ **脱脂奶**

低脂肪、低热量。

✓ **芹菜**

增加血管弹性。

✓ **木耳**

去脂减肥，防治高血压病、高脂血症。

其他宜吃的食物：大米、面粉、荞麦、红小豆、黄豆、黑豆、大白菜、油菜、菠菜、洋葱、茄子、大蒜、苹果、桃子、银耳、香菇、海带、紫菜等。

菠菜芹菜粥

原料：大米 100 克，芹菜 250 克，菠菜 250 克。

做法：

① 将菠菜、芹菜分别洗净后切成 2 厘米长的段；大米淘洗干净。

② 将大米置于锅内，加入 800 毫升清水。

③ 将锅置于大火上烧沸，再改用小火煮 30 分钟。

④ 加入芹菜段、菠菜段烧沸后，打开盖煮 10 分钟即成。

营养师建议：中医认为，芹菜健脾养胃、平肝降压，对高血压、血脂异常均有益处。

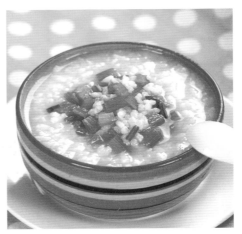

洋葱拌木耳

原料：水发木耳 200 克，洋葱 200 克，酱油、白醋、盐各适量。

做法：

① 将洋葱去皮洗净切丝，水发木耳去蒂洗净。

② 将洋葱丝和木耳放入热水里焯熟捞出沥水，加入酱油、白醋、盐调拌均匀即可。

营养师建议：洋葱不仅可促进钠排泄，还可扩张血管，有降脂、降压的功效。

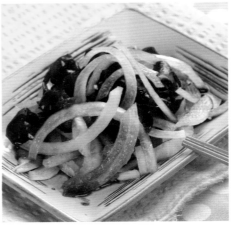

香菇冬瓜汤

原料：冬瓜 400 克，香菇（干）30 克，植物油、高汤、盐、香油、葱末各适量。

做法：

① 冬瓜去皮、去瓤洗净，切成厚块。

② 香菇用温水泡发好，洗净，切块备用。

③ 锅中放油烧热，下葱末炝锅炒出香味，放入高汤 750 克。

④ 高汤沸后加入香菇块，烧开，加入冬瓜块，待冬瓜熟烂，加入盐，淋入香油即成。

营养师建议：香菇有防治高血压病、高脂血症等心脑血管疾病的功效。

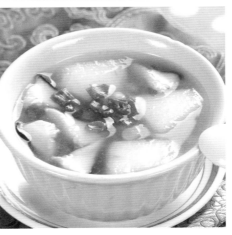

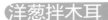

海带冬瓜汤

原料： 水发海带 200 克，冬瓜 200 克，植物油、盐、姜片、料酒各适量。

做法：

① 将泡发好的海带洗净，焯熟，切条；冬瓜去皮去瓤，洗净切片。

② 锅里放油烧热，放入冬瓜片煸一下。

③ 放适量清水，放入海带条、姜片、料酒，大火煮开，中火煮至冬瓜熟，放盐调味即可。

营养师建议： 海带可防止动脉粥样硬化，有祛脂、降压的功效。

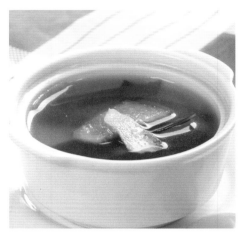

丝瓜炖豆腐

原料： 北豆腐 250 克，丝瓜 100 克，香油、酱油、盐、葱花各适量。

做法：

① 将北豆腐洗净，切成小块，用开水焯一下，冷水浸凉捞出控水；丝瓜去皮，洗净，切滚刀块。

② 锅烧热，油至六七成热时，下入丝瓜块煸炒至发软，加入清水、酱油、盐、葱花，烧滚一会，放入豆腐块，改小火炖 10 分钟。

③ 见豆腐鼓起，汤剩一半时，转大火，淋入香油即可。

营养师建议： 这道菜味美可口，对哮喘者十分有益。

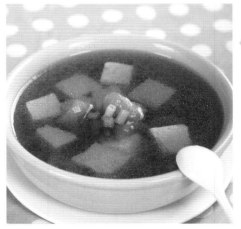

红小豆炖鲤鱼

原料： 红小豆 50 克，鲤鱼 1 条，红枣 2 颗，盐、生姜、料酒各适量。

做法：

① 将鲤鱼去内脏，洗净。洗净红小豆和红枣。

② 锅内加入清水，烧开，放入鲤鱼、红小豆、红枣、生姜、料酒、盐。小火煲汤 30 分钟左右。

营养师建议： 红小豆比较难熟，应先用清水浸泡 10 小时左右。

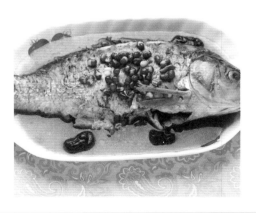

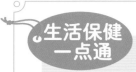

高血压吃什么宜忌速查

- 高血压合并血脂异常的患者要定期测量血压，定期体检。

- 患者应选择对脂质代谢没有影响的降压药，或在专业医生的指导下服用降压药，不可自行随意用药。

- 合理膳食，做到"低热量、低脂肪、低胆固醇、低糖、高纤维"。

- 一日饮食要遵循"早餐吃好、午餐丰富、晚餐清淡"的原则。

- 生活要有规律，做到不熬夜，不过度劳累。

- 适当参加体育活动和文娱活动。运动不但有利于降低血压还有利于降低血脂，患者应根据自身情况选择适合自己的运动方式，如散步、打太极拳、做保健操等不太剧烈的运动。

- 保持良好心态，避免精神紧张。尽量避免大怒、大喜、大悲、焦虑等情绪，以防血压升高。

- 控制体重。肥胖会影响血压和血脂，肥胖的患者要在保证自身安全的情况下把体重维持在合理的范围内。

- 戒烟限酒。长期吸烟和喝酒均可干扰血脂代谢，使胆固醇和甘油三酯上升。

- 在烹调方法上，多用清蒸、水煮、清炖、凉拌等烹调方法。禁用红烧、油炸等烹调方式。

- 咖啡因会增加体内的胆固醇。因此，应尽量少喝咖啡、茶，并禁服含有咖啡因的药物。

- 睡前不要吃过饱，以免引发心绞痛、脑梗死等心脑血管疾病。

- 睡前不要服用大剂量催眠药、作用较强的降压药或血管扩张药。这些药物会减缓血流，使血液黏稠度增高，易导致缺血性脑卒中。

- 用温水洗澡，水温在37℃左右。避免受寒，以免毛细血管收缩，使血压升高。

太阳穴

定位：在颞部，眉梢与目外眦之间，向后约 1 横指的凹陷中。

按摩方法：用两手大拇指分别按摩两个太阳穴，顺时针和逆时针各按摩 30 下，每天早晚各 1 次。

功效：清脑明目，能够缓解高血压、高血脂引起的头晕、头痛等症状。

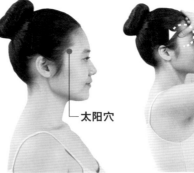

太阳穴

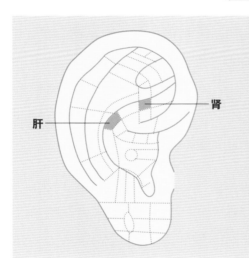

肝

肾

耳穴

定位：肾穴在对耳轮下脚下方后部，即耳甲 10 区。

肝穴在耳甲艇的后下部，即耳甲 12 区。

按摩方法：用食指或者按摩棒对准肝穴、肾穴，以顺时针方向按揉，每穴 1~2 分钟，每天 1 次。

功效：调节脏腑功能，提高机体免疫力，起到降脂、降压的功效。

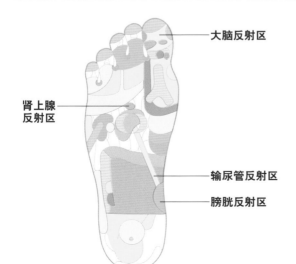

大脑反射区

肾上腺反射区

输尿管反射区

膀胱反射区

足底

按摩方法：用拇指指腹按摩肾上腺反射区、膀胱反射区、大脑反射区、输尿管反射区，每区按摩 3~5 分钟。

功效：改善血液循环，增强新陈代谢，降低心脑血管疾病的发病率。

高血压合并肾病
调养方案

　　高血压如控制不好会引起肾脏损害，而肾脏疾病如得不到控制可以引起高血压，二者关系密切。合理的饮食调养和悉心护理可以减轻肾脏的负担，加快身体的痊愈。

饮食原则

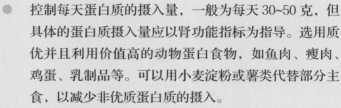

- 控制每天蛋白质的摄入量，一般为每天 30~50 克，但具体的蛋白质摄入量应以肾功能指标为指导。选用质优并且利用价值高的动物蛋白食物，如鱼肉、瘦肉、鸡蛋、乳制品等。可以用小麦淀粉或薯类代替部分主食，以减少非优质蛋白质的摄入。

- 保证热量的需要。在限制蛋白质的同时要摄入一定量的糖类以及脂类，以提供身体所需热量。

- 减少食盐的摄入量。忌吃腌菜、腊肠等食物。

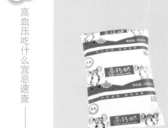

- 不可摄入过多钾离子。肾功能减退时，肾小管的重吸收功能减弱，肾脏清除率降低，会造成血钾蓄积，导致心律失常、乏力等不适，应避免食用含钾高的蔬菜和水果。

- 不可摄入过多的磷离子。肾功能减退患者无法正常工作，会造成血磷蓄积，导致骨骼病变或皮肤瘙痒。高血压合并肾功能减退者应少吃含磷丰富的食物。

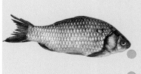

- 少吃含饱和脂肪高的食物，如肥肉、奶油等。

- 补充维生素和微量元素。重点补充维生素 B_1、维生素 B_2、维生素 B_6、维生素 C、叶酸、活性维生素 D、铁等。但不宜补充维生素 A，以免对肾脏不利。

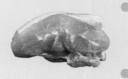

- 适当摄入水分。喝水过多会加重肾脏的负担，使血压升高。

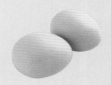

- 一日三餐定时定量，不要过饥或过饱，不要暴饮暴食。

不宜吃的食物

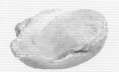

❌ 动物内脏

含磷量较高，加重肾脏负担。

❌ 肥肉

高脂肪，易升高血压。

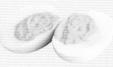

❌ 蛋黄

富含胆固醇，导致病情加重。

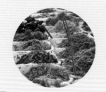

❌ 咸菜

含盐量较高。

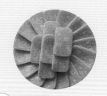

❌ 火腿

含盐、亚硝酸盐较多。

❌ 腊肉

含脂肪较多，含盐量高。

其他不宜吃的食物：动物脑、肉皮、动物油、咸肉、咸蛋、咸鱼、腐乳、香肠等。

宜吃的食物

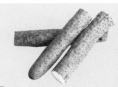

✓ 山药

益胃补肾、固肾益精。

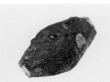

✓ 芋头

代替部分主食，减少主食中非优质蛋白质的量。

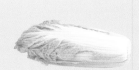

✓ 大白菜

低脂肪、低热量，利尿通便。

✓ 牛奶

优质蛋白质，高钙、低磷。

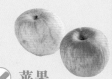

✓ 苹果

补中益气，降低血压。

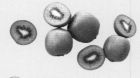

✓ 猕猴桃

清热利水，有益于高血压合并肾病患者。

其他宜吃的食物：莲藕、粉丝、圆白菜、芹菜、苦瓜、丝瓜、南瓜、黄瓜、茄子、梨、草莓、桃子、西瓜、芒果等。

苦瓜煲瘦肉

原料：猪瘦肉 100 克，苦瓜 60 克，盐、淀粉（玉米）、植物油各适量。

做法：

① 猪瘦肉洗净，切块，盐、淀粉适量，与猪瘦肉块混合均匀。

② 苦瓜洗净，去瓤，切成片。

③ 锅烧热下油，下猪瘦肉块爆炒片刻，用漏勺捞起，放入瓦煲内，加少量水，再加入苦瓜片，小火炖煮，待肉烂味香即成。

营养师建议：中医理论认为，苦瓜有利尿凉血、补肾健脾的功效，适合高血压合并肾病患者食用。

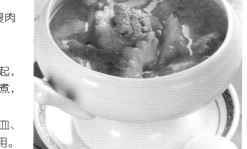

鸡蛋牛肉粥

原料：鸡蛋 1 个，牛肉 50 克，大米饭 1 碗，白胡椒粉、盐、淀粉、料酒各适量。

做法：

① 牛肉洗净切薄片，加入白胡椒粉、盐、料酒和淀粉腌 10 分钟。

② 鸡蛋打成蛋液备用。大米饭倒入锅里加水先大火煮开，后改小火继续煮 10 分钟，加入牛肉片大火煮开，再倒入鸡蛋液划散。

③ 最后加入少许盐即可出锅。

营养师建议：从中医角度来说，这道粥有补虚暖胃的功效。

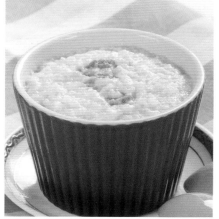

黄瓜拌绿豆芽

原料：黄瓜 100 克，绿豆芽 300 克，盐、葱、姜、醋、香油各适量。

做法：

① 将绿豆芽去根，洗净，入开水锅焯熟，捞出沥干水分。

② 黄瓜洗净，切成细丝；葱去根洗净切成葱花；姜洗净去皮切成丝。

③ 将绿豆芽、黄瓜丝盛入盘中，撒上盐、葱花、姜丝拌匀，浇上醋、香油，拌匀即成。

营养师建议：拌好后略放置一会儿，吸取汤汁后更加入味。

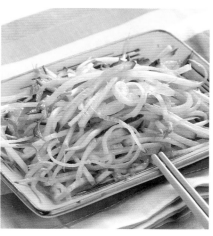

大蒜姜汁拌菠菜

原料： 菠菜 300 克，姜 10 克，大蒜 15 克，葱 10 克，酱油 10 克，香油 5 克，盐 5 克。

做法：

① 将大蒜去皮洗净，切成碎末；姜洗净绞成姜汁，葱切成末；菠菜洗净，用沸水焯熟，挤干水分。

② 将菠菜置于大碗中，加入蒜末、姜汁、葱花、酱油、盐、香油拌匀即成。

营养师建议： 中医认为，这道菜有滋阴润肺、降血压的功效。

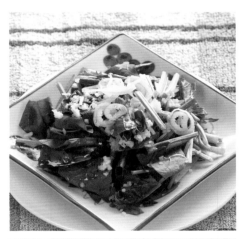

凉拌莲藕

原料： 莲藕 300 克，葱、盐、醋、香油各适量。

做法：

① 将莲藕去皮洗净，切成薄片；葱洗净，切末。

② 将切好的莲藕片用开水焯 2 分钟。

③ 将焯好的莲藕片捞出放进凉开水中浸泡一会儿。

④ 把莲藕片捞出放入大碗中，依次放入葱花、盐、醋、香油搅拌均匀。

营养师建议： 焯莲藕的水不要倒掉，放点糖就是美味的莲藕水，有去火养颜的功效。

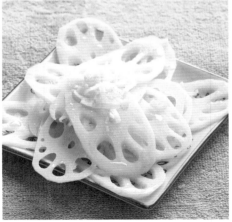

燕麦南瓜粥

原料： 南瓜 150 克，燕麦片 50 克，大米 50 克。

做法：

① 把南瓜洗净，切成小丁。

② 把大米淘洗干净。

③ 锅中加水，倒入大米煮成粥。

④ 加入燕麦片再煮一会儿。倒入南瓜丁，小火煮 10 分钟即可。

营养师建议： 燕麦有润肠通便的作用，南瓜可补中益气、消炎止痛，二者搭配食用，既促进食欲，又为虚弱的患者提供体力。

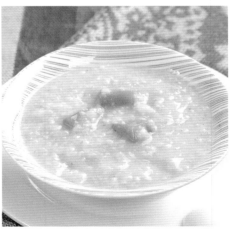

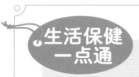

- "全天候"地进行血压监测，逐步缓慢地降低血压，避免血压骤降导致的心、脑、肾供血不足。

- 若患者出现头晕、头痛、失眠、心悸等症状，应立即测量血压，若发现血压升高，应及时去医院诊治。

- 要在医生的指导下服用降压药，以免某些药物加重肾脏的负担。

- 忌疲劳过度。重体力劳动和脑力劳动都会导致疲劳过度，过度劳累会伤肾气，所以肾功能减退的患者更应注意休息，劳逸结合。

- 控制性生活。纵欲过度，不知节制会损耗精气，加重病情。

- 饮食有节。不过食肥甘厚味，不过食生冷食物，不暴饮暴食，不偏食。

- 在医生指导下参加体育锻炼。根据自身情况选择力所能及的运动项目，如打太极拳、慢跑、散步、做健身操等，以强健体魄，增强抵抗疾病的能力。

- 在季节转换、气候变化时注意增减衣物，不要受凉或受热。

- 保持心情舒畅。喜、怒、忧、思、悲、恐、惊七情失调会影响肾功能，也会引起其他疾病。

- 注意个人卫生，保持皮肤清洁。同时，应注意防止呼吸道感染，包括咽喉炎、扁桃体炎等。

- 保证充足的睡眠。每天保持 6~8 小时睡眠。午饭后应小睡一会儿，以 30~60 分钟为宜。

- 防止便秘，保持大便通畅。

- 戒烟限酒。

- 外出旅游要有人陪同，同时带上降压药。

涌泉穴

定位：在足底部，卷足时足前部凹陷处，约当足底第 2、3 趾趾缝纹头端与足跟连线的前 1/3 与后 2/3 之交点上。

按摩方法：先用温水泡脚，然后端坐，两手互擦，擦热后，用手掌搓摩涌泉穴及足底部位，以发烫发热为度，然后用右手大拇指的指腹按揉左脚的涌泉穴，力度逐渐增大，以感觉酸痛为宜。然后以同样的方法按摩左脚。每天 1 次。

功效：活跃肾经内气，引导肾脏虚火及上身浊气下降，具有补肾、舒肝、明目的功效。

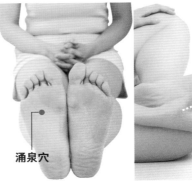
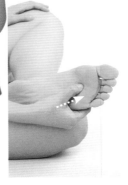

涌泉穴

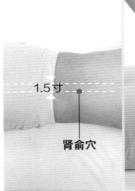
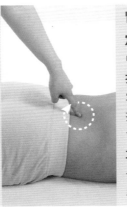

1.5 寸

肾俞穴

肾俞穴

定位：在腰部，第 2 腰椎棘突下，后正中线旁开 1.5 寸。

按摩方法：俯卧在床上或者沙发上，用手掌按揉腰骶部 4 分钟，然后用食指顺时针按揉肾俞穴 1 分钟，力度适中即可。每天 1 次。注意：按摩肾俞穴前要把尿排净。

功效：按摩肾俞穴降血压。坚持按摩、击打肾俞穴，可增加肾脏的血流量，改善肾功能。

足底脾、肝、肾、膀胱反射区

按摩方法：用按摩棒顺时针和逆时针各按揉脾、肝、肾、膀胱反射区 50 下，每天 1~2 次。

功效：滋养肝肾，平稳血压，提高机体抵抗力。

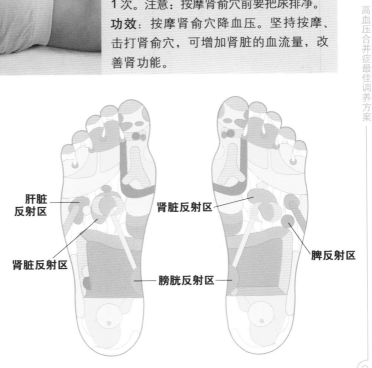

肝脏反射区

肾脏反射区

肾脏反射区

脾反射区

膀胱反射区

高血压合并脑卒中
调养方案

　　高血压是导致脑卒中的主要危险因素，脑卒中后的患者会表现为身体某个部位或多个部位的功能障碍，对人体存在着致命威胁。发生过脑卒中的高血压病患者要密切关注身体的变化，合理搭配饮食，做好病后护理，严防脑卒中的复发。

饮食原则

- 限制脂肪摄入量。减少总的脂肪量，增加不饱和脂肪酸。烹调时选用植物油。多吃海鱼，海鱼中的不饱和脂肪酸能降低血浆胆固醇，抑制血栓形成，防止脑卒中。

- 限制胆固醇的摄入，每天每人应在 300 毫克以内。少吃或不吃动物内脏、鱼子、蛋黄等食物。

- 控制总热量的摄入。少吃甜食，糖类会在体内转化为脂肪，无形中增加了脂肪的摄入量，会有血压升高和脑卒中的危险。

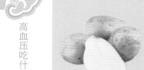

- 限制盐的摄入。不要摄入咸味过重的食物，忌吃腌渍、熏烤食品。每天盐的摄入量控制在 5 克以内。

- 适量摄入蛋白质。摄入优质蛋白质，可改善血管的弹性和通透性，增加尿液排出，有降低血压的功效。建议每周吃 2~3 次鱼类。肝、肾功能不全的患者要适当少摄入蛋白质。

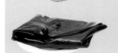

- 多吃含钾、钙丰富而含钠低的食品，如土豆、茄子、海带、莴笋、牛奶、虾皮等。少吃肉汤类，因为肉汤中含氮浸出物较多，能够促进体内尿酸增加，加重心、肝、肾脏的负担。

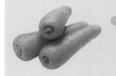

- 多吃新鲜蔬菜和水果，如胡萝卜、冬瓜、番茄、辣椒、豆腐、香菇、西瓜、柿子、苹果、葡萄、草莓等，这些食物对防止血管狭窄和血凝块堵塞脑血管有积极的作用。

- 患者所吃的食物一定要软、烂，易于咀嚼，对丧失吞咽功能的患者应喂食全流质鼻饲食物。这种喂食方法要咨询医生，在医生的指导下经胃管喂给患者。

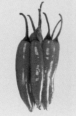

- 不要暴饮暴食，吃饭速度不要太快。

不宜吃的食物

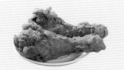

✖ 炸鸡腿

油脂含量较高。

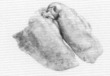

✖ 动物内脏

胆固醇含量高，易诱发脑卒中。

✖ 火腿

加工食品含盐量高。

✖ 咸蛋

腌制食品含盐量较高，易升血压。

✖ 腊肉

高脂肪，咸度高。

✖ 蜜饯

含糖量高。

其他不宜吃的食物：肥肉、蛋黄、鱿鱼、蟹黄、香肠、午餐肉、咸菜、咸鱼、腊鱼、蛋糕、冰淇淋等。

宜吃的食物

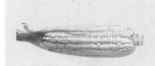

✔ 玉米

降胆固醇，保持血管弹性。

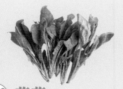

✔ 菠菜

促进钠的排泄。

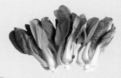

✔ 油菜

保护血管，促进血液循环。

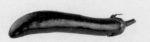

✔ 茄子

保持血管弹性，改善微循环。

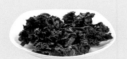

✔ 木耳

降胆固醇，降低血液黏稠度。

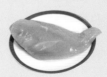

✔ 鸡肉

高蛋白，低脂肪。

其他宜吃的食物：大米、面粉、燕麦、大白菜、生菜、番茄、黄瓜、冬瓜、苦瓜、银耳、香菇、海带、紫菜、脱脂奶、瘦肉、鱼、虾等。

木耳豆腐汤

原料：豆腐150克，水发木耳25克，葱、盐、香油各适量。

做法：

① 木耳择洗干净，去蒂，撕成小朵。豆腐洗净，切丁。葱洗净，切碎。

② 汤锅置火上，放入清水煮沸，加入木耳、豆腐丁重新煮沸，然后转小火煮5分钟。

③ 加入葱花、盐调味。出锅时淋上香油即可。

营养师建议：豆腐能够降低血脂，减轻和预防动脉粥样硬化；木耳能够有效降低胆固醇，尤其适合高血压合并脑卒中患者食用。

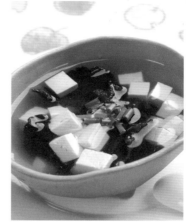

凉拌菠菜

原料：菠菜300克，醋、蒜、盐、香油各适量。

做法：

① 挑选新鲜的菠菜，择洗干净，切成段。蒜切粒。

② 水烧沸，把菠菜段放入开水中烫熟，捞出，沥干水分。

③ 取小碗，加入蒜粒、醋、盐、香油调成汁。

④ 把菠菜放入大碗中，把调好的汁倒入，搅拌均匀。盛入盘中即可食用。

营养师建议：菠菜不能直接烹调，因为它含有较多草酸，有碍机体对钙的吸收。所以吃菠菜时宜先用沸水烫软，捞出再操作。

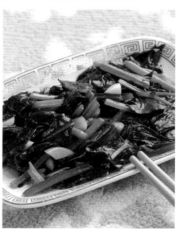

苦瓜炒肉片

原料：苦瓜300克，猪瘦肉100克，葱、蒜、盐、植物油各适量。

做法：

① 苦瓜用清水洗干净，对半剖开，用勺子把瓜瓤部分刮除，尽量把里面白色部分刮干净，然后把苦瓜切成薄片；撒上一些盐腌制一会儿，待炒时再把盐冲洗干净。

② 猪瘦肉洗净，切片。葱洗净切丝，蒜切片。

③ 炒锅烧热，倒油，油七成热时放入葱丝、蒜片爆出香味。

④ 倒入肉片，翻炒，至肉色变白时，倒入苦瓜片，翻炒均匀。

⑤ 至苦瓜变软，加入盐调味即可。

营养师建议：将切好的瓜片撒上盐腌渍一会儿，然后炒食，既可减轻苦味，又可使苦瓜的风味犹存。

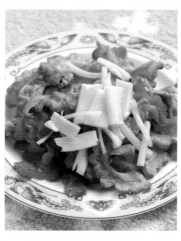

番茄炒冬瓜

原料：番茄 100 克，冬瓜 200 克，蒜、葱、盐、植物油各适量。

做法：

① 冬瓜去皮切块。番茄洗净，切块。葱洗净切丝，蒜切片。

② 炒锅烧热，倒油，油七成热时倒入葱丝、蒜片爆出香味。

③ 倒入冬瓜块翻炒。

④ 炒至冬瓜变色时下入番茄块，翻炒均匀。

⑤ 烧至冬瓜软烂，加入盐调味即可。

营养师建议：番茄能保持血管壁弹性，冬瓜润肺生津、利尿消肿，二者都是高血压合并脑卒中患者的食疗佳品。

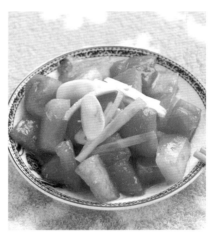

蚝油香菇油菜

原料：鲜香菇 100 克，油菜 100 克，盐、植物油各适量。

做法：

① 把鲜香菇洗净，切成片。油菜洗净。

② 把油菜和香菇片稍微焯一下水，油菜捞出立即放入冷开水中。

③ 锅内加适量植物油烧热，先放入香菇片炒，再加入油菜稍微翻炒几下。

④ 放入盐搅拌均匀即可。

营养师建议：这道菜清淡可口，营养丰富，适合高血压合并脑卒中患者食用。

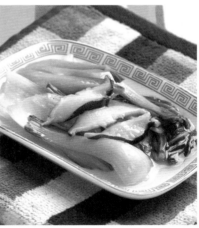

杂粮粥

原料：荞麦、燕麦片、薏米各 25 克，大米 50 克。

做法：

① 将薏米淘洗干净，用清水浸泡 4 小时。

② 荞麦、大米分别淘洗干净。

③ 将薏米、燕麦片、荞麦、大米均放入汤锅中，加适量水熬制成粥。

营养师建议：燕麦、荞麦、薏米营养丰富，可降低体内胆固醇，也有降压的功效。

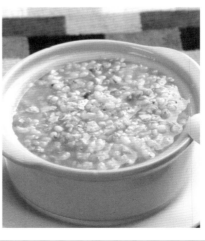

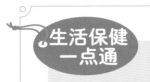

- 稳定血压。血压过高或过低都有可能导致脑卒中。要密切观察患者的血压变化，一旦发现异常及时治疗。

- 患者应在医生的指导下用药，使血压稳步降到合理的水平，避免不合理用药导致的血压骤降。

- 高血压病患者发生脑卒中后，复发的机会更大，所以，要加强监护，一旦有脑卒中的先兆，要加紧送往医院。

- 脑卒中患者平时外出时要多加小心，防止摔跤。

- 起床、低头系鞋带等日常生活动作要缓慢。

- 洗澡时间不宜过长。洗澡时最好不要锁门，以便发生不测时可以及时救助。

- 适度地训练可使脑卒中患者尽快独立生活。训练应由易到难，由室内到室外，由院内到院外，逐步扩大。

- 在降压的同时要降脂，高血压合并血脂异常的患者更易患脑卒中。

- 注意识别脑卒中的迹象，如头晕、肢体麻木、眼前突然发黑、原因不明的摔跤、说话吐字不清、哈欠不断等，一旦发现自己或者家人出现类似症状，应该引起高度重视，不要惊慌失措。首先要保持安静，卧床休息，注意观察血压变化，最好到医院做进一步检查。

- 季节与气候变化会使高血压病患者情绪不稳，血压波动，诱发脑卒中，在这种时候更要防备脑卒中的发生。

- 户外活动（特别是老年人）应注意保暖。应在室内逐步适应环境温度，避免从温度较高的室内突然转移到温度较低的室外。

- 保持精神愉快、情绪稳定。

- 日常起居有规律，不熬夜，不过度劳累。

- 保持大便通畅，避免因用力排便而使血压急剧升高，引发脑血管病。

头部按摩（印堂穴、神庭穴、百会穴、攒竹穴、头维穴）

定位：印堂穴在额部，两眉头之中间。

神庭穴在头部，前发际正中直上 0.5 寸。

百会穴在头部，前发际正中直上 5 寸，或两耳尖连线的中点处。

攒竹穴在面部，眉头陷中，眶上切迹处。

头维穴位于头侧部，当额角发际上 0.5 寸，头正中线旁 4.5 寸。

按摩方法：① 用双手中指指腹由印堂穴推至神庭穴，推揉 2 分钟。

② 用食指轻揉百会穴 2 分钟，力度以有酸胀感为度。

③ 用双手无名指指腹置于攒竹穴，逐渐用力按压，以有酸胀感为宜。

④ 用食指指腹点揉头维穴 1 分钟。

注意：此法不适用于脑卒中的急性期，在恢复期或后遗症期可以使用。

功效：按摩头部穴位可提神醒脑，疏经通络，放松神经。

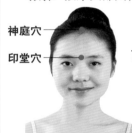
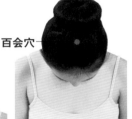
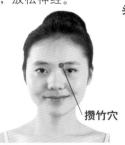
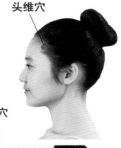

神庭穴　印堂穴　百会穴　头维穴　攒竹穴

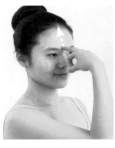
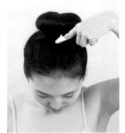
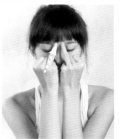
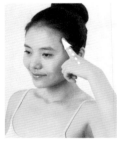

按摩承浆穴、廉泉穴

定位：承浆穴在面部，颏唇沟正中凹陷处。

廉泉穴在颈前区，喉结上方，舌骨上缘凹陷中，前正中线上。

按摩方法：端坐，闭嘴。头靠在靠背上，用食指指端按压承浆穴 5 分钟，后顺时针和逆时针各按揉 20 下。休息一会儿，继续用拇指指端按压廉泉穴，顺时针和逆时针各 20 下。每天早晚各 1 次。

功效：可改善脑卒中后流口水、舌头僵硬、咽食困难等症状。

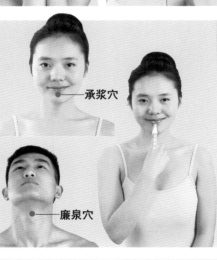

承浆穴　廉泉穴

高血压合并痛风
调养方案

痛风是高血压并发症中的一种常见病症，二者密切相关，高血压合并痛风患者病程愈长，尿酸愈高，病情愈重。只有注意饮食，限制含嘌呤食物的摄入，科学合理地做好日常护理，才能控制病情。

饮食原则

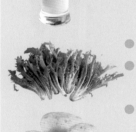

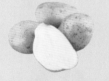

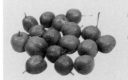

- 限制含嘌呤食物的摄入。嘌呤在人体内会被氧化成尿酸，人体内尿酸过高容易引起痛风。痛风患者应少吃或不吃含嘌呤较高的食物，如动物肝脏、肾脏、胰脏、沙丁鱼、凤尾鱼、小虾、海鲜等。

- 限制总热量的摄入。控制每天总热能的摄入，少吃碳水化合物。少吃蔗糖、蜂蜜，因为它们的果糖含量很高，会加速尿酸生成。

- 适量摄入蛋白质。少吃含脂肪高的猪肉、禽、鱼类食物，适当多吃含嘌呤少的牛奶、奶酪、脱脂奶粉和蛋类。

- 限制脂肪的摄入。过多的脂肪会影响尿酸的排出。

- 多吃碱性食品。碱性物质可促进尿酸排泄，保护肾脏，如蔬菜、水果、发面食品等，可以降低尿液的酸度。

- 多饮水，保持尿量充沛。日排尿量最好达到 2000 毫升，以稀释尿液，使尿酸水平下降。但肾功能不全者应遵医嘱。

- 限制盐的摄入。每天食盐的摄入量控制在 5 克以内。

- 戒酒。酒精会引起体内乳酸累积，抑制尿酸的排出，从而诱发痛风。

- 少吃辣椒等调料。辣椒、胡椒、花椒、芥末等调料易诱发痛风，尽量少吃。

- 少喝肉汤、鱼汤、鸡汤等汤类，汤中嘌呤的含量较高。

- 不要喝浓茶，浓茶易引起痛风发作。烹调方法宜用蒸、煮、凉拌等方法，以减少用油量。

不宜吃的含嘌呤高的食物（每100克食物含嘌呤100~1000毫克）

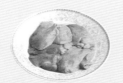

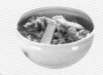

❌ **肝**

动物内脏，高胆固醇，高嘌呤。

❌ **肉汤**

高脂肪、高嘌呤。

❌ **鱼卵**

高胆固醇，高嘌呤，易升血压，易诱发痛风。

其他不宜吃的食物：心、脑、肾、胰、肉汁、肉馅、沙丁鱼、凤尾鱼、小虾、鹅、酵母。

放心食用的含嘌呤很少的食物

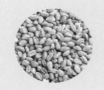

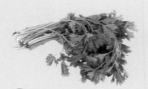

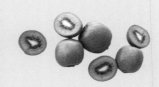

✅ **小麦**

低嘌呤，补充能量。

✅ **芹菜**

降压，含嘌呤少。

✅ **猕猴桃**

降胆固醇，含嘌呤少。

其他放心食用的食物：大米、荞麦、玉米面、面粉、通心粉、苏打饼干等主食；胡萝卜、黄瓜、茄子、紫甘蓝、莴笋、南瓜、大白菜、西葫芦、番茄、土豆、圆白菜等蔬菜；苹果、梨、橘子、柚子、山楂、葡萄、西瓜、柠檬、草莓、菠萝、桃子、红枣、香蕉等水果。

限量食用的含嘌呤中等的食物（每100克食物含嘌呤75~100毫克）

肉食	猪肉、牛肉、兔肉、鹿肉、牛舌
鱼类	鳕鱼、鲤鱼、鲈鱼、梭鱼、大比目鱼、鳗鱼、鳝鱼
禽类	鸭、鸽子、火鸡、野鸡、鹌鹑

适量食用的含嘌呤较少的食物（每100克食物中含嘌呤低于75毫克）

肉食	羊肉、鸡肉
鱼蟹类	鲑鱼、金枪鱼、白鱼、青鱼、龙虾、蟹、牡蛎
麦麸类	麦片、面包、粗粮
蔬菜	四季豆、芦笋、菠菜、蘑菇、豌豆、菜豆

清炒莴笋

原料：莴笋 300 克，葱、盐、植物油各适量。

做法：

① 去掉莴笋的叶子和皮，切去根部，斜切成薄片，放入开水中焯一下，捞出，沥干水分，备用。

② 葱洗净，切末。

③ 炒锅烧热，倒油。油七成热时放入葱末爆出香味。

④ 倒入莴笋片，翻炒均匀。

⑤ 放入盐调味。

营养师建议：莴笋有利于促进排尿，对高血压病患者有利。另外莴笋含嘌呤较低，也是痛风患者的食疗佳品。

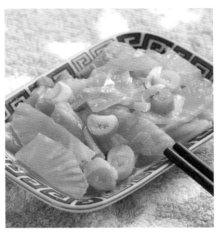

高血压吃什么宜忌速查

胡萝卜土豆丝

原料：胡萝卜 200 克，土豆 200 克，葱、盐、植物油各适量。

做法：

① 胡萝卜洗净，切丝。土豆洗净，削皮，切丝，放入清水中过水，捞出，沥干水分。葱洗净，切碎。

② 炒锅烧热，倒油，油七成热时放入葱花爆出香味。

③ 放入土豆丝煸炒。

④ 放入胡萝卜丝煸炒。

⑤ 放盐调味，即可食用。

营养师建议：胡萝卜和土豆是降压食物，而且嘌呤含量也较低，适合高血压合并痛风患者食用。

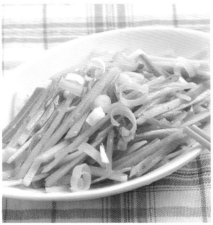

凉拌紫甘蓝

原料：紫甘蓝 200 克，青椒 50 克，盐、醋、香油各适量。

做法：

① 紫甘蓝洗净，切丝。青椒洗净，切丝。

② 把紫甘蓝丝和青椒丝盛入大碗中，放入盐、醋、香油搅拌均匀。

③ 盛入盘中，即可食用。

营养师建议：这道菜清淡爽口，低脂肪、低热量、低嘌呤。

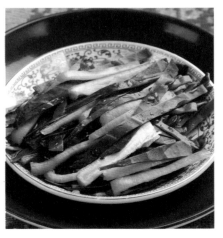

素炒冬瓜

原料：冬瓜 200 克，葱、醋、盐、植物油各适量。

做法：

① 冬瓜削皮，洗净，切成小块。葱洗净，切碎。

② 炒锅烧热，倒油，油七成热时倒入葱花爆出香味。

③ 倒入冬瓜块煸炒。盖上锅盖，小火焖 5 分钟。

④ 冬瓜变软后加入醋和盐调味即可。

营养师建议：冬瓜有利尿消肿的功效，嘌呤含量较低，适合高血压病、痛风患者食用。

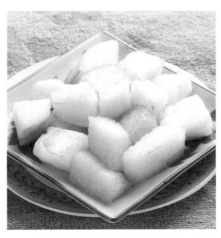

醋熘白菜帮

原料：白菜帮 300 克，植物油、蒜、干辣椒、盐、醋各适量。

做法：

① 白菜帮洗净，切成条状。

② 蒜切片，干辣椒切丝。

③ 炒锅烧热，放油，放入干辣椒丝、蒜片爆香。继续放入醋调味。然后放入切好的白菜帮，翻炒数下，放盐，即可出锅。

营养师建议：放入白菜帮后一定要快速翻炒，白菜帮变软后会影响口感。

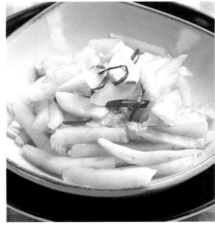

番茄鸡蛋汤

原料：番茄 150 克，鸡蛋 1 个，葱、盐、香油各适量。

做法：

① 番茄洗净，在表面用刀子划上半厘米深的一个十字花刀，然后放入沸水中煮 20 秒关火。将番茄捞出，剥去外面的薄片。

② 将去皮后的番茄切成小块。

③ 鸡蛋打散，备用。葱洗净，切末。

④ 汤锅中加水，放入番茄煮开，最好将番茄煮化。

⑤ 往锅中放入适量盐。然后将鸡蛋淋在汤锅的整个表面，等鸡蛋凝聚时慢慢搅拌。

⑥ 开锅时，加入葱花，淋点香油即可食用。

营养师建议：番茄和鸡蛋含嘌呤都较低，适合痛风和高血压病患者食用。

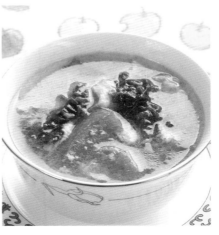

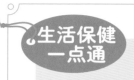
- 长期服用阿司匹林、利尿药、青霉素、抗结核药的患者应定期检测血尿酸。

- 促进尿酸排泄的药物应在医生的指导下服用。

- 高血压合并痛风的患者在选用降压药时应选择对肾脏有保护作用的药物，因为高血压和痛风都会对肾脏造成损害。

- 最好在睡前和半夜喝一些水，以防止尿液过分浓缩。尿液浓缩会让尿酸更加容易析出，造成痛风。

- 肥胖者要积极减肥，使体重保持在合理的水平，这不仅有利于高血压病患者，还能预防痛风的发生。

- 不要进行较高强度的体育锻炼，不要长途跋涉，要注意劳逸结合，避免劳累。

- 不要受寒。受寒会使肾血管收缩，引起尿酸排泄减少。痛风患者在寒冷的季节里要注意保暖。

- 不要剧烈运动。进行锻炼宜选择运动强度较小的有氧运动项目，如散步、游泳、打太极拳、骑自行车等，避免球类、跑步等运动项目。

- 戒酒。饮酒是痛风发作的主要原因。有些酒类本身就可提供嘌呤，如啤酒中就含有大量的嘌呤成分。不仅如此，乙醇还会使体内乳酸增加，抑制肾小管对尿酸的排泄。

- 避免精神过度紧张。紧张、焦虑、惊恐、恼怒等不良情绪会使内分泌紊乱，可诱发痛风并使血压升高。保持乐观向上的生活态度，增强治疗疾病的信心。

- 避免暴饮暴食和过度饥饿。

- 养成规律的生活习惯，注意休息，保证充足的睡眠。

- 痛风发作的急性期，患者疼痛剧烈，应让患者卧床休息，抬高患肢，免受损伤。

按摩昆仑穴、膻中穴、内关穴、复溜穴、太冲穴

定位：昆仑穴位于外踝尖与跟腱之间的凹陷处。

膻中穴在体前正中线上，平第4肋间，两乳头连线之中点。

内关穴位于前臂掌侧，在曲泽与大陵的连线上，腕横纹上2寸，掌长肌腱与桡侧腕屈肌腱之间。

复溜穴在小腿内侧，内踝尖与跟腱后缘之间中点向上约3横指处。

太冲穴位于足背侧，第1、2跖骨结合部之前凹陷处。

按摩方法：

① 患者取合适的体位。先按昆仑穴，接着按膻中穴，再按内关穴。

② 按摩小腿脾经，然后再按摩复溜穴。

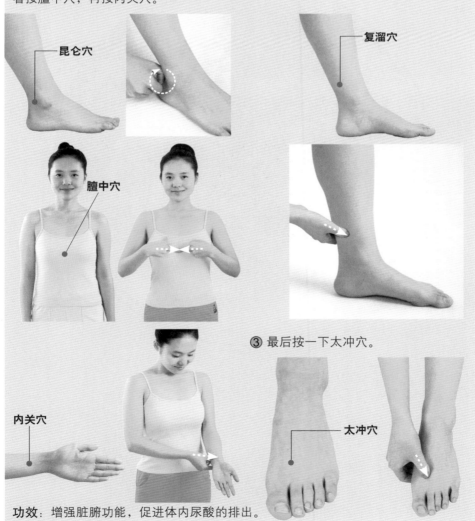

③ 最后按一下太冲穴。

功效：增强脏腑功能，促进体内尿酸的排出。

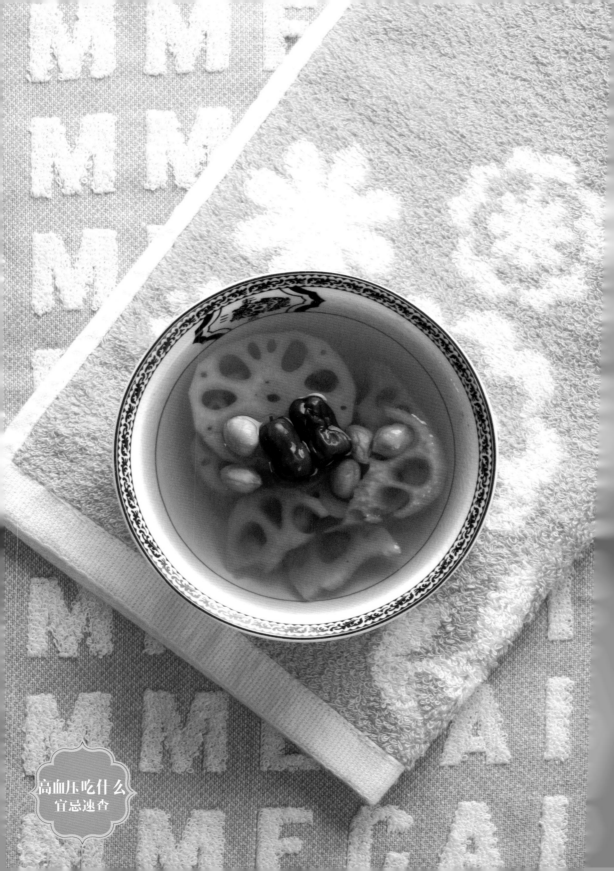

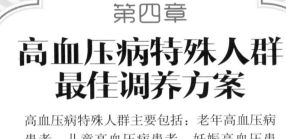

第四章

高血压病特殊人群最佳调养方案

高血压病特殊人群主要包括：老年高血压病患者、儿童高血压病患者、妊娠高血压患者。虽都是高血压病，但因其年龄不同、身体条件不同，饮食原则也有所差异。只有合理地调养，才能很好地控制病情。

老年高血压病患者
最佳调养方案

老年高血压病患者是指 60 岁以上的高血压病患者。人到老年，免疫力变差，易患并发症，身体恢复慢，所以对老年高血压病患者需要给予符合老年人身体特点的饮食调养和护理方案。

饮食原则

- 控制脂肪的摄入。少吃肥肉、动物油等动物脂肪。少吃甜食。
- 控制总热量，尽量保持体重在正常范围。但老年人如果不是过于肥胖，体重少量超标也无妨，最重要的是保持体重的稳定。
- 限制食盐的摄入。每天 5 克以内，血压高时限制在 3 克以内。
- 多吃蔬菜和水果，尤其是富含维生素 C 的水果。
- 不要吃得过饱。老年人消化功能减弱，过饱易导致肠胃不适。
- 老年人需要更多的钙。每天钙的摄入总量应不少于 1200 毫克。

饮食宜忌

不宜吃的食物

 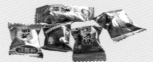

❌ **肥肉**

高脂肪，高热量。

❌ **糖果**

含糖量高，容易转化为脂肪和热量。

❌ **咸菜**

含盐量高，易升血压。

其他不宜吃的食物：点心、饮料等含糖量高的食物；动物内脏、鱼子、油炸食品等高胆固醇、高脂肪食物；泡菜、咸鱼等含盐量高的食物。

宜吃的食物

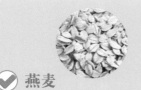

✅ **燕麦**

促进排便，防止便秘，降低血压。

✅ **芹菜**

降压效果明显。

✅ **猕猴桃**

维生素 C 含量丰富。

其他宜吃的食物：菠菜、油菜、黄瓜、番茄、萝卜、胡萝卜等蔬菜；苹果、橘子、梨、香蕉等水果；海带、紫菜、海鱼等海产品。

- 老年高血压病患者往往伴有心、脑、肾等器官的疾病，切记不能随意用药，更不能因为道听途说、电视广告等自行购药，自我治疗，以免药不对症。

- 密切观察病情。老年人免疫力低下，容易并发其他疾病，一旦发现身体有其他不适症状应立即咨询医生。

- 老年高血压病患者血压波动性大，所以要经常测量血压，准确掌握血压的变化规律，以便更好地观察病情。

- 观察患者的大小便情况，一旦便秘或小便不正常应及时咨询医生。

- 经常体检，防止其他并发症的发生和发展。

- 活动时动作要缓慢，不要立即站起或坐下。站立的时间不要太长，要适当地卧床休息。

- 最好午睡 20~30 分钟。人在平躺时血压会下降，即便是睡不着也应躺下来休息，这样可以平稳血压。

- 老年高血压病患者生活要有规律。早睡早起，睡前不要过多活动，也不要看刺激性太强的影视节目。

- 注意保暖。老年人抵抗力差，寒冷会引起毛细血管收缩，使血压升高，还易引发感冒。

- 适量做一些运动。如在手掌中旋转健身球、散步、下棋、打太极拳等，切记不要做强度较大的运动。

- 心胸开阔，保持乐观向上的生活态度，摆脱不良情绪，不被生活琐事困扰。

- 采用梳头疗法。经常用梳子轻缓地梳头，可起到降血压和养精安神的功效。每天早、中、晚各 1 次，每次梳理 2~3 分钟即可。

- 戒烟戒酒。

- 常听音乐。优美舒缓的音乐能使人心情愉悦，大脑放松，能够避免因过度紧张引起的血压升高。

儿童高血压病患者
最佳调养方案

  儿童高血压病可能是由遗传、肥胖、摄入食盐量高、噪声污染等原因造成的，要及早进行治疗，以免造成更大的危害。同时，要养成良好的饮食习惯，经常做户外锻炼，消除精神紧张等不良情绪。

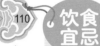 **饮食原则**

- 控制总热量的摄入。控制体重，将体重降到合理水平。
- 降低脂肪和胆固醇的摄入。不要吃肥肉、动物内脏、油炸食品等。尽量少吃糖及甜食，少喝饮料。
- 限制食盐的摄入。每天食盐摄入量控制在2~2.5克。
- 适量摄入蛋白质，每周吃2~3次鱼类。
- 多吃富含维生素的蔬菜和水果。
- 增加钙、钾、镁、锌的摄入。

饮食宜忌

不宜吃的食物

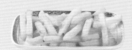

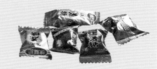

❌ **炸薯条**

高脂肪、高热量，增肥。

❌ **饮料**

含有较多的糖及添加剂。

❌ **糖果**

含糖量高，不利于减肥和降压。

其他不宜吃的食物：汉堡、薯片等。

宜吃的食物

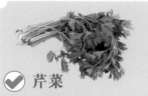

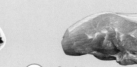

✔ **芹菜**

低脂肪、低热量，降压效果明显。

✔ **木耳**

降胆固醇。

✔ **瘦肉**

营养丰富，补充儿童生长发育所需。

其他宜吃的食物：番茄、胡萝卜、芦笋、黄瓜、海带、绿豆、大豆、香菇、洋葱、紫菜、海鱼、鸡蛋、瘦肉、香蕉、苹果、牛奶等。

- 一旦发现孩子血压高，首先要去医院查明血压高的原因，不要在家自行处理。定期健康体检。注意检查有无肾脏或心血管方面的疾病，并进一步检查血糖，防止并发症的发生。

- 勤测血压。家中自备血压计，随时监测，一旦发现儿童血压异常，立即咨询医生，采取措施。

- 儿童自制能力较差，家长应帮助他们形成良好的生活习惯。作息要规律，按时就寝，一般应在晚上10点左右上床睡觉，不能熬夜，保证足够的睡眠时间。

- 一日三餐定时定量。不能暴饮暴食，过饥过饱。每天应喝牛奶500克左右，以补充钙质。

- 平时要多喝水，尽量多喝白开水、矿泉水，不要喝纯净水、饮料等。并且家长应及时提醒孩子喝水。

- 避免精神过度紧张。家长要帮助儿童缓解考试、学习的压力，让儿童不急不躁，心态平稳。不要看恐怖惊悚的影视剧、画报等，尽量避免孩子受到惊吓。

- 避免噪声污染。

- 家长应给孩子提供舒适的居住环境，居室应清洁、舒适，房间布置要适合儿童心理特点，要充满童趣。

- 多参加体育锻炼，多做户外运动，把体重控制在合理水平。

- 少吃洋快餐和垃圾食品，避免脂肪堆积导致肥胖。

- 纠正迷恋电子游戏等不良习惯。

- 不要让孩子做剧烈的运动，尽量避免跳跃等运动。

- 天气寒冷时，及时给孩子增添衣物。

- 家长要少带孩子去拥挤的公共场所，那里空气不流通，氧气不足，对孩子不利。

- 避免便秘，养成定时排便的习惯。

妊娠高血压患者
最佳调养方案

妊娠高血压是妊娠期妇女特有而又常见的疾病。常见症状为全身水肿、恶心、呕吐、头痛、视物模糊、上腹部疼痛、血小板减少、凝血功能障碍、胎儿生长迟滞或胎死腹中等。患有高血压病的孕妇除了请产科医生对症治疗外还要做好饮食调养和生活保健。

饮食原则

● 控制热量的摄入，避免体重增加过快。少吃动物脂肪、甜食等。
● 少食用含胆固醇高的食物。适当多吃新鲜蔬菜和水果。
● 适当增加优质蛋白质的摄入。鱼类、豆制品、低脂奶等均富含优质蛋白质，可以适量食用。
● 减少食盐的摄入量。每天应少于 3 克。
● 补充足够的钙、镁、锌。

饮食宜忌

不宜吃的食物

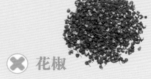

✘ 酱菜

腌制食品，含盐量高，不利于高血压病患者。

✘ 腊肠

脂肪含量高。

✘ 花椒

中医认为，花椒性燥热，血压高的孕妇不宜食用。

其他不宜吃的食物：咸菜、熏肉、火腿、咸肉、大蒜、酒、大料、芥末、动物内脏、肥肉、鱼子等。

宜吃的食物

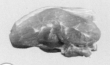

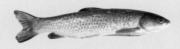

✔ 瘦肉

补充能量，稳定血压。

✔ 鱼

补充优质蛋白质。

✔ 冬瓜

利尿消肿，有助于降压。

其他宜吃的食物：脱脂牛奶、虾、番茄、黄瓜、茭白、茄子、玉米、红小豆、绿豆、西瓜、橘子、鲜枣等。

- 妊娠高血压患者情况较特殊，既要对高血压进行调养又要顾虑到胎儿的生长发育。患者要随时咨询医生，既要控制好病情又不能影响到胎儿。

- 妊娠高血压患者的心理调节尤为关键，要消除顾虑情绪，配合医生积极治疗。患者应保持身心平静，精神愉快，乐观地看待病情。

- 加强妊娠期营养，以免母体缺乏营养，导致病情加重。

- 轻症患者可居家护理，家属要密切监护，以免发生不测。重症患者需要住院治疗。

- 保证充分的休息。适当减轻工作或居家休息，除保证夜间 8~10 小时睡眠时间外，白天应有 2 小时的午休。

- 做好产前检查，加强母体和胎儿的监护。一旦有不适症状及时就医。

- 家属应主动关心孕妇，经常陪伴孕妇聊天，消除孕妇的孤独感。

- 在身体舒服、天气晴好的情况下，患者可选择到户外散步，但不可过度劳累，以微微出汗为宜。

- 患者可做一些力所能及的家务，这样有助于放松精神，愉悦心情，若整天躺在床上，反而会增加体重，不利于治疗。

- 妊娠高血压患者洗澡时最好有人陪伴，以免发生滑倒等不测。

- 洗澡的水温应在 37℃ 左右。洗澡时间不宜过长，20~30 分钟即可。饥饿和饱餐后都不宜洗澡。

- 练习书法和绘画。书画疗法可调节情绪、疏肝理气，对调养身心、降低血压均有效果。

- 睡眠质量不好的患者可在睡前散步或用温水泡脚，以帮助睡眠。

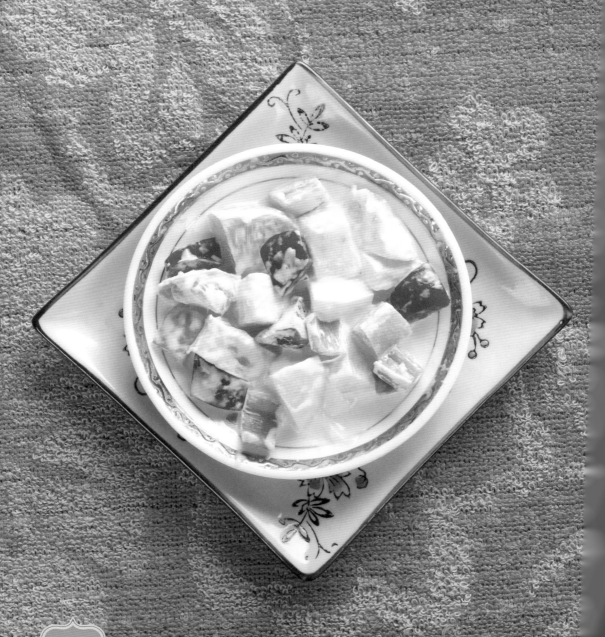

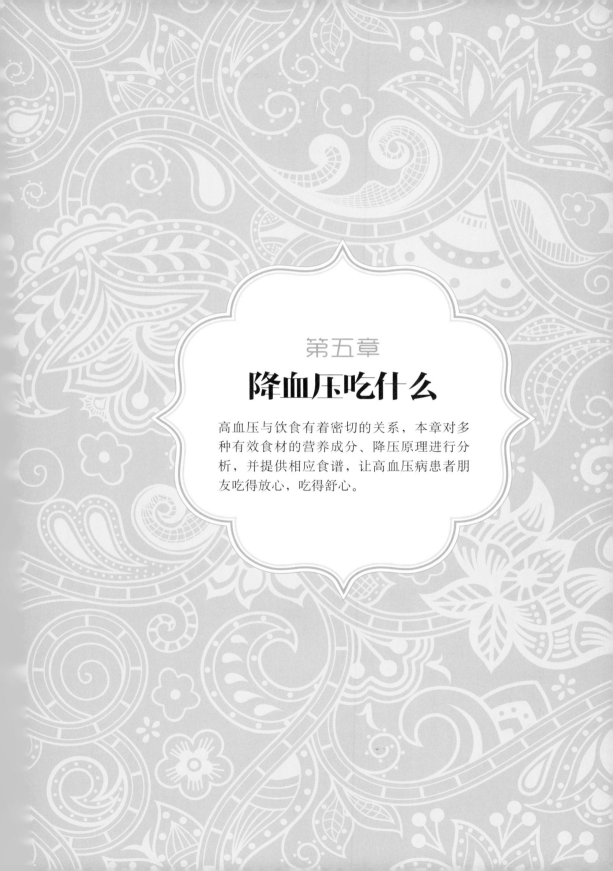

第五章

降血压吃什么

高血压与饮食有着密切的关系，本章对多种有效食材的营养成分、降压原理进行分析，并提供相应食谱，让高血压病患者朋友吃得放心，吃得舒心。

五谷类

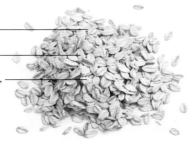

燕麦

归肝、脾、胃经

味甘，性温

一般人群均可食用，
更适合中老年人

降低血压，缓解疲劳

推荐用量： 每天不超过 50 克

燕麦中含有丰富的蛋白质、维生素以及磷、铁、钙等元素，且所含的水溶性膳食纤维分别是小麦和玉米的 4.7 倍和 7.7 倍。这些含量丰富的营养素能有效地调节血压。

◎ 对血压调节的好处

燕麦中丰富的膳食纤维有吸附钠的作用，并可润肠通便，促进人体中钠盐随粪便排出，有助于降低血压。烟酸能扩张血管，降低体内胆固醇和甘油三酯的含量，促进血液循环，降低血压。燕麦中丰富的镁元素能促进钠排泄，还能减少应激诱导的去甲肾上腺素的释放，起到降低血压的作用。

◎ 搭配宜忌

✅ **燕麦 + 大米**

燕麦与大米同煮，可控制餐后血糖。

✅ **燕麦 + 虾**

燕麦和虾搭配食用有助于牛磺酸的合成，牛磺酸有护心、解毒的作用，更有益于人体健康。

❌ 脾虚泄泻、消化不良的人不要食用燕麦。

影响血压的营养素含量表（以 100 克食物为例）

可食部	热量	三大营养素			膳食纤维
		脂肪	糖类	蛋白质	
100 克	367 千卡	6.7 克	66.9 克	15 克	5.3 克

维生素		矿物质				
维生素 C	烟酸	钾	钙	钠	镁	锌
一	1.2 毫克	214 毫克	186 毫克	3.7 毫克	177 毫克	2.59 毫克

◎ 这样吃降血压

燕麦南瓜粥

原料： 即食燕麦片 30 克，大米 50 克，小南瓜 1 个，盐适量。

做法：

① 小南瓜洗净，削皮，切成小块；大米洗净，用清水浸泡半小时。

② 锅置火上，将大米放入锅中，加水适量，大火煮沸后换小火煮 20 分钟，放入南瓜块，小火煮 10 分钟。

③ 加入即食燕麦片，继续用小火煮 10 分钟，加入盐即可。

营养师建议： 即食燕麦片烹煮的时间不宜过长，否则会损失其营养成分。

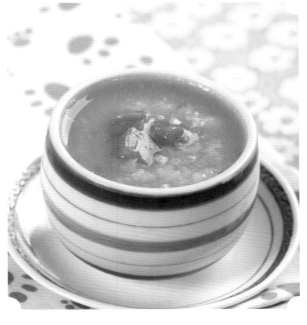

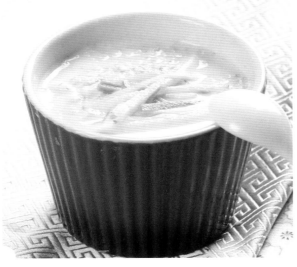

苹果麦片粥

原料： 燕麦片 30 克，牛奶 250 克，苹果 100 克，胡萝卜 100 克。

做法：

① 将苹果和胡萝卜洗净，切成细丝。

② 将燕麦片、胡萝卜丝放入锅中，倒入牛奶，加入适量水同煮。

③ 煮开后，调至小火，煨粥 20 分钟，放入苹果丝，煨粥片刻。

营养师建议： 做此粥时也可以选择其他你喜欢的水果如香蕉等，搭配食用，使营养更全面。

延伸阅读

适用于高血压的食物加工方法

　　高血压病患者的饮食不宜采用炸、烧、焖、炒的烹调方法，宜采用蒸、煮、炖、煨、凉拌等方法，这样既可以充分保留食物中的营养，又不至于摄入过多的油脂。

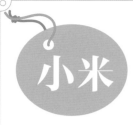

小米

降低血压，调养身体

推荐用量：每餐 50 克左右

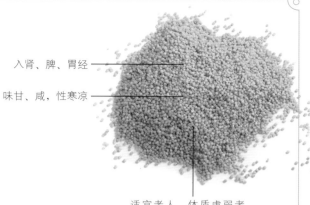

入肾、脾、胃经

味甘、咸，性寒凉

适宜老人、体质虚弱者、产妇食用

小米营养丰富，富含维生素 B₁、维生素 B₂、维生素 E、烟酸、膳食纤维、磷、铁、锌、镁、钙等多种营养成分。经常吃些小米，不仅对高血压病患者有益，还能改善脾胃虚弱、消化不良等症。老人、体质虚弱者、儿童皆宜食用。

◎ 对血压调节的好处

小米中富含的 B 族维生素、膳食纤维、烟酸、镁等多种营养成分能够抑制血管收缩，降低血压，尤其是身体虚弱的高血压病患者更应该经常食用小米来调养身体，恢复健康。

◎ 搭配与宜忌

✔ 小米 + 大豆、肉类

小米宜与大豆或者肉类一起烹制，比如做杂粮馒头，熬制小米肉粥等。小米中缺乏赖氨酸，而大豆和肉类中富含赖氨酸，可弥补小米中赖氨酸的不足，提高蛋白质的利用率。

✔ 小米 + 大米

大米是人体维生素 B₁ 的重要来源，小米不仅有清热解渴、健胃除湿、和胃安眠等功效，还有滋阴养血的功能，二者同食可以调养身体。

✘ 发霉的小米不要吃，有致癌作用。

✘ 体质虚寒的人应少吃小米，气滞者忌食。

影响血压的营养素含量表（以100克食物为例）

可食部	热量	三大营养素			膳食纤维
		脂肪	糖类	蛋白质	
100 克	358 千卡	3.1 克	75.1 克	9 克	1.6 克

维生素		矿物质				
维生素C	烟酸	钾	钙	钠	镁	锌
—	1.5 毫克	284 毫克	41 毫克	4.3 毫克	107 毫克	1.87 毫克

◎ **这样吃降血压**

鲤鱼小米粥

原料： 鲜鲤鱼 500 克，小米 100 克。

做法：

① 先将鲜鲤鱼去鳞、内脏，切成小块，与小米一起慢火煮粥，煮至鱼肉与米烂熟。

② 粥内不宜放盐，适宜淡食，吃肉喝粥。

营养师建议： 这道粥口感鲜美，营养丰富，适合高血压病患者食用。

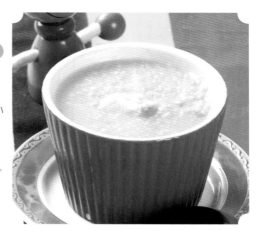

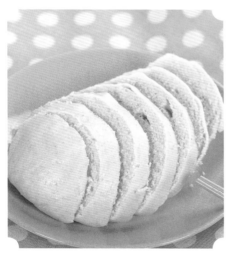

杂粮馒头

原料： 小米面 80 克，黄豆面 30 克，面粉 50 克，酵母 5 克。

做法：

① 把小米面、黄豆面、面粉放入盆中混合均匀。酵母放入温水中溶解后倒入盆中，加入适量温水，把各种面粉揉搓在一起揉成面团。发酵 40 分钟。

② 将发酵好的面团揉成条，切成拳头大的面剂子。然后再把面剂子团成圆形，整理成馒头生坯。

③ 蒸锅内放入水，烧开，然后把馒头放入蒸锅，大火蒸 20 分钟后关火，再闷 5 分钟后即可取出食用。

营养师建议： 溶解酵母时要用温水，40℃左右为宜。以免水温太高烫死其中的酵母菌。

小米香菇粥

原料： 小米 50 克，香菇 50 克，盐适量。

做法：

① 小米淘洗干净；香菇择洗干净，切成小块或碎末。

② 锅内放入清水、小米煮粥；大火煮沸时放入香菇，小火煮至熟烂，加入盐调味即可。

营养师建议： 这道粥味道鲜美，营养丰富，经常食用可增强人体免疫力。

延伸阅读

高血压病患者应睡多高的枕头

　　高血压病患者如果长期使用过高的枕头会使脊柱变形，导致脑部血液循环障碍。若不用枕头或枕头过低，则流入头部的血液会增多，对高血压病患者不利。枕头的高度可按以下的公式计算：枕头的高度 =（肩宽－头宽）÷2。

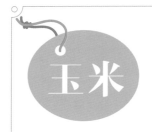

玉米

归胃、肾经

性平，味甘淡

一般人均可食用，
三高人群尤为适宜

降低血压，保持血管弹性

推荐用量：鲜玉米每餐 100 克左右，
玉米面、玉米楂每餐
50~100 克

玉米具有较高的营养价值和保健作用。鲜玉米中含有较高的膳食纤维、B 族维生素、维生素 E、烟酸、钙、镁、硒和油酸、亚油酸等营养素。经常食用除可降低血压外，还可防止便秘、肠炎，加速人体新陈代谢，降胆固醇，防止动脉粥样硬化。

◎ 对血压调节的好处

玉米含有大量的膳食纤维，可润肠通便，吸附人体的钠盐随粪便排出体外，有效降低血压。玉米中的维生素 E 可降低血清胆固醇、清除体内垃圾，保持血管弹性，辅助降血压。烟酸及钙、镁、钾等营养素也对降低血压有良好的效果。玉米中的亚油酸能够抑制胆固醇的吸收，可辅助降低血压。

玉米须煮的水有降压、利水的作用。

◎ 搭配与宜忌

✓ 玉米 + 大豆、米、面

玉米中缺乏色氨酸，不宜长期单一食用，否则易发生癞皮病。玉米与大豆、米、面一起搭配食用，可大大提高其营养价值。

✓ 玉米 + 番茄

二者一起搭配食用营养丰富，有开胃健脾的功效。

✗ 玉米中缺乏色氨酸，不宜长期单一食用，否则易发生癞皮病。

影响血压的营养素含量表（以 100 克食物为例）

可食部	热量	三大营养素			膳食纤维
玉米（黄，干）100 克	335 千卡	脂肪 3.8 克	糖类 73 克	蛋白质 8.7 克	6.4 克

维生素			矿物质				
维生素 C	维生素 E	烟酸	钾	钙	钠	镁	锌
—	3.89 毫克	2.5 毫克	300 毫克	14 毫克	3.3 毫克	96 毫克	1.7 毫克

◎ **这样吃降血压**

玉米须水

原料：鲜玉米须 30 克，白糖适量。

做法：

把玉米须洗净，加水，小火煮 30 分钟后焖一会儿，然后把汁滤出，加白糖饮用。

营养师建议：30 克鲜玉米须也可以用 10 克干玉米须代替，玉米须水营养丰富，有良好的保健作用，中医用来凉血、泄热、降脂、降压、降糖。

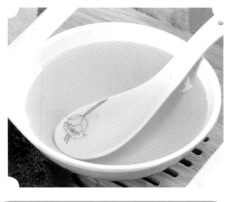

玉米虾仁

原料：虾仁 250 克，玉米 250 克，青椒 30 克，盐 2 克，花生油 20 克，淀粉（豌豆）5 克，料酒、鲜汤各适量。

做法：

① 将虾仁洗净，装入碗内，加入盐、料酒、水淀粉拌匀；青椒洗净切丁。

② 炒锅放油烧至六成热，倒入虾仁，炒熟取出。

③ 重新起锅，炒锅放花生油烧热，下入青椒丁翻炒至断生，倒入玉米、虾仁煸炒，加入鲜汤、盐、翻炒几下，用水淀粉勾芡，出锅即可。

营养师建议：剥玉米粒时不要把玉米的胚芽去掉，因为玉米胚芽营养含量很高，吃玉米时应把胚芽吃掉。

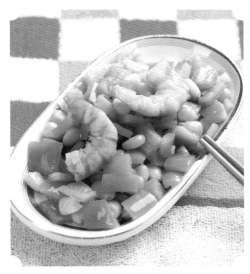

玉米面粥

原料：玉米面。

做法：

① 把玉米面加水调成糊状。

② 锅中放水，烧开后，把玉米糊倒入水中搅拌，等粥开后，再小火煮一会儿即可食用。

营养师建议：玉米面粥要煮得稍微稠一些，这样味道更好。

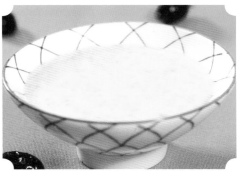

延伸阅读

高血压病患者的音乐疗法

　　好的音乐能令人平静、愉悦和轻松，能消除高血压病患者的紧张情绪，有利于血压的稳定。在音乐的选择上，应根据个人喜好或不同功效来选择，以舒缓、轻柔、旋律轻快为宜。每天可听 2~3 次，每次 30~60 分钟。

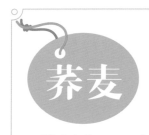

荞麦

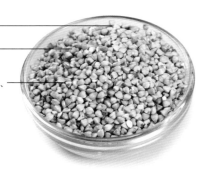

归肺、脾、胃经

味甘，性寒

一般人群均可食用，尤其适合食欲缺乏、糖尿病患者

降低血压，调脂减肥

推荐用量： 每天 60 克左右

荞麦中含有丰富的维生素 E、维生素 P、烟酸、膳食纤维、芦丁、钾、镁、芸香素等，对人体有极大的保健作用，可降低人体内的胆固醇和血脂，防治高血压病和动脉粥样硬化。同时荞麦还可杀菌消炎，有"消炎粮食"的美称。

◎ 对血压调节的好处

荞麦中含钾丰富，钾可抑制钠的吸收，促进钠从尿液中排泄，有助于降低血压。荞麦中还含有一种其他食材中含量很少的物质——芦丁，芦丁可强化毛细血管壁，抑制使血压上升的物质，对调节血压有利。荞麦中镁的含量也极其丰富，能限制钠内流，起到降低血压的作用。

◎ 搭配与宜忌

✅ 荞麦 + 小麦

荞麦中氨基酸含量较高，食用时最好和细粮搭配，荞麦面可和小麦面搭配做面食，也可以和大米搭配熬粥、蒸饭，粗细搭配，营养更均衡。

✅ 荞麦 + 鸡蛋

二者搭配食用可提高体内烟酸含量，不仅有助于降低血压，还有助于维护皮肤和神经系统的健康。

✅ 荞麦 + 酸奶

荞麦与酸奶搭配食用有助于降胆固醇。

❌ 脾胃虚寒、经常腹泻者不宜多吃荞麦。

❌ 荞麦一次不宜吃太多，否则易引起消化不良。

影响血压的营养素含量表（以 100 克食物为例）

可食部	热量	三大营养素			膳食纤维
		脂肪	糖类	蛋白质	
100 克	324 千卡	2.3 克	73 克	9.3 克	6.5 克

维生素		矿物质				
维生素 C	烟酸	钾	钙	钠	镁	锌
—	2.2 毫克	401 毫克	47 毫克	4.7 毫克	258 毫克	3.62 毫克

荞麦白菜粥

原料：白菜 50 克，香菇 20 克，荞麦面 100 克，植物油、盐等调味料各适量。

做法：

① 把荞麦面用水调成糊状。

② 把白菜、香菇切薄片。

③ 炒锅内放油，烧热，把白菜薄片、香菇薄片放入锅中翻炒片刻，加水烧开。

④ 把调好的荞麦面糊倒入锅中，加入盐等调味料，烧开后即可食用。

营养师建议：调荞麦面糊时水要一点一点地加入，以免搅不均匀，成为面疙瘩，影响口感和营养的吸收。

五香荞麦饼

原料：荞麦面 100 克，小麦面 50 克，黄豆面 50 克，植物油、盐、五香粉、酵母各适量。

做法：

① 把荞麦面、小麦面、黄豆面、酵母和成面团，醒发半个小时。

② 把面团擀成饼状，撒上五香粉、盐，涂抹均匀，再在面饼上倒上油，用刷子刷匀。

③ 沿面饼的一边卷成筒状。然后切成大小均匀的段，两头捏紧，擀成圆饼状。

④ 在平底锅中抹少许油，把面饼放入锅中，煎至熟透，即可食用。

营养师建议：做饼时要掌握好火候，防止火过大，把饼煎煳。

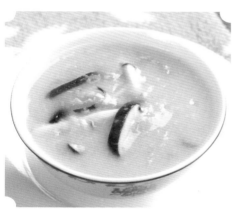

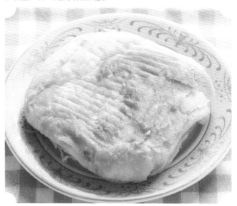

荞麦南瓜粥

原料：荞麦米 50 克，南瓜 50 克，大米 30 克。

做法：

① 荞麦米洗净，用清水浸泡 2 小时。大米洗净。南瓜去皮和子，切成小丁。

② 锅置火上，放入大米、荞麦米和适量清水，大火煮开，再用小火熬煮至八成熟，然后放入南瓜丁，煮至米烂、南瓜熟即可。

营养师建议：荞麦米不易煮烂，烹调前宜先用清水浸泡 2 小时。

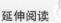
延伸阅读

睡前泡脚对高血压病患者有好处

　　高血压病患者要养成睡前泡脚的好习惯，也可在医生的指导下用中草药泡脚，泡脚后可按摩足部，并轻轻揉搓足底，这样做不仅有利于睡眠，还能辅助治疗高血压病。高血压病患者若睡眠质量不佳，要尽量少用催眠药，应使用其他催眠法帮助睡眠。

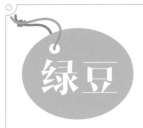

绿豆

归心、胃经

味甘，性寒

一般人群均可食用，更适合高血压病患者、眼病患者、中毒者

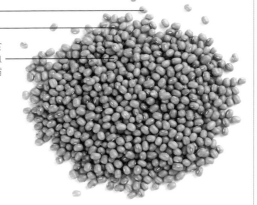

降低血压，清热解毒

推荐用量：每餐 40 克左右

绿豆味甘、性寒，蛋白质含量丰富，还含有多种维生素和钙、磷、铁等矿物质，有良好的食用价值和药用价值。绿豆不仅清热解暑，还有解毒的功效，能降胆固醇，辅助降压。尤其适合高血压病和高脂血症患者食用。

◎ 对血压调节的好处

绿豆富含钾，钾可促进钠从尿液中排出体外，减少人体对钠的吸收。还能对抗钠对血压的影响，保护血管，起到降低血压的作用。另外，绿豆中含有的钙、镁、锌等矿物质和膳食纤维、烟酸等营养素均对降压有辅助作用。

绿豆不仅有降压的功效，而且对合并冠心病及血脂异常的高血压病患者也十分有益。

◎ 搭配与宜忌

✓ 绿豆 + 南瓜

南瓜含有较丰富的钾、钙、镁、锌，而钠含量较低，绿豆有利尿的功效，可促进钠的排泄。两种食材搭配食用，不仅有降低血压的功效，还有良好的保健作用。

✗ 绿豆性寒，脾胃虚弱的人要少食用。服药期间不要吃绿豆食品，以免降低药效。

✗ 绿豆要煮熟后食用，否则豆腥味太大，食后容易引起恶心、呕吐。

影响血压的营养素含量表（以 100 克食物为例）

可食部	热量	三大营养素			膳食纤维
		脂肪	糖类	蛋白质	
100 克	316 千卡	0.8 克	62 克	21.6 克	6.4 克

维生素		矿物质				
维生素 C	烟酸	钾	钙	钠	镁	锌
—	2 毫克	787 毫克	81 毫克	3.2 毫克	125 毫克	2.18 毫克

◎ 这样吃降血压

绿豆南瓜粥

原料：绿豆 50 克，老南瓜 200 克。

做法：

① 绿豆洗干净，用清水泡 4 个小时。南瓜洗净，去皮，去瓤，切成小块。

② 锅内放水，烧开后放入绿豆，改用小火煮至绿豆八成熟，放入南瓜块，大火煮沸后改用小火煮至南瓜软烂，绿豆开花即可食用。

营养师建议：绿豆不宜煮得过烂，以免使有机酸和维生素遭到破坏。

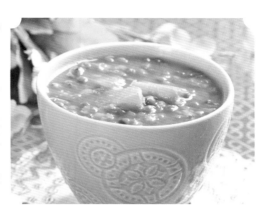

绿豆薏米海带汤

原料：绿豆 100 克，海带 50 克，薏米 30 克，冰糖 10 克。

做法：

① 将绿豆浸泡 1 天后，用手心轻轻揉搓去皮；海带洗净后切成丝；薏米洗净备用。

② 将去皮的绿豆放入高压锅中，加入适量清水（约绿豆的 2 倍），上气后煮约 15 分钟。

③ 锅中放入煮过的绿豆，加入海带丝、薏米和绿豆汤，先用大火烧开，再改小火煮至烂熟，放入冰糖即可。

营养师建议：这道汤鲜美可口，低脂，营养丰富，适合高血压病患者食用。

绿豆麦片粥

原料：小米 50 克，燕麦片 60 克，糯米 40 克，绿豆 100 克，冰糖 15 克。

做法：

① 绿豆洗净，用冷水浸泡 2 小时，再连水煮 2 小时，取出备用。

② 小米、糯米、燕麦片分别洗净，用冷水浸泡 20 分钟，置于旺火上烧沸，然后改用小火熬煮约 45 分钟。

③ 加入煮好的绿豆汤和冰糖，一起拌匀煮沸即可。

营养师建议：绿豆要先用冷水浸泡，否则不易煮熟。

延伸阅读

高血压病患者不宜多吃糖

  高血压病患者不宜摄入过多的糖分，糖会在体内产生热量，当超过生理需要时，剩余部分会转化为脂肪储存在体内，使身体发胖，而肥胖是影响血压的重要因素。

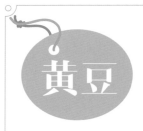

黄豆

归脾、肾经 ————————
味甘，性平 ————————
一般人群均可食用 ————————

理想的降压食品

推荐用量：每天 30 克左右

黄豆含有人体必需的氨基酸、卵磷脂、可溶性膳食纤维、B 族维生素、维生素 E，还含有钾、铁、镁、钙、锌等矿物质，是高血压病患者理想的降压食品，另外，经常食用黄豆还可以预防缺铁性贫血，防止血管硬化，降低患心血管病的概率。

◎ 对血压调节的好处

黄豆中富含的膳食纤维能促进钠的排出，降低血压。同时，黄豆中富含的钾能促进钠从尿液中排泄，降低钠对血压的不利影响，对血管有保护作用，也有助于减少降压药的用量。另外，黄豆中还含有丰富的皂苷，能够降低血脂，减轻和预防动脉粥样硬化，适合高血压合并高血脂患者食用。

◎ 搭配与宜忌

✔ **黄豆 + 玉米**

不管是做成杂粮饼，还是熬粥做菜，二者搭配都可以使营养互补，促进蛋白质的吸收。

✔ **黄豆 + 茄子**

二者搭配在一起食用有润燥消肿的作用，焖茄子黄豆就是一道不错的菜。

✔ **黄豆 + 芹菜**

黄豆富含铁，芹菜富含膳食纤维，膳食纤维影响人体对铁的吸收。

✘ 黄豆吃太多易导致消化不良。

✘ 腹胀、消化不良者应避免食用黄豆。

✘ 高血压合并肾病患者应慎食黄豆，避免出现胸闷、心慌、心律失常等不良反应。

影响血压的营养素含量表（以 100 克食物为例）

可食部	热量	三大营养素			膳食纤维
		脂肪	糖类	蛋白质	
100 克	359 千卡	16 克	34.2 克	35 克	15.5 克

维生素		矿物质				
维生素 C	烟酸	钾	钙	钠	镁	锌
—	2.1 毫克	1503 毫克	191 毫克	2.2 毫克	199 毫克	3.34 毫克

高血压吃什么宜忌速查

◎ **这样吃降血压**

黄豆炒茄子

原料： 茄子 200 克，黄豆 100 克，植物油、盐各适量。

做法：

① 把黄豆洗净，浸泡10~12小时。

② 把茄子洗净，切块。

③ 锅置火上，倒油烧至七成热时放入黄豆翻炒，至豆八成熟时出锅备用。

④ 另起锅放油，油热时倒入茄子块，翻炒。

⑤ 炒至八成熟时倒入黄豆，翻炒，加适量水。炒熟时加盐调味，盛盘即可食用。

营养师建议： 黄豆不易熟，所以可以先把黄豆炒熟，再炒菜。

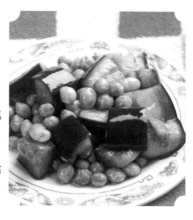

五香黄豆

原料： 黄豆 250 克，盐、大料、花椒各适量。

做法：

① 黄豆洗净，拣去坏豆，用清水浸泡约10小时。

② 锅中放水，加黄豆、大料、花椒、盐，先大火烧开，然后转小火慢煮，直到豆烂。盛出即可食用。

营养师建议： 花椒粒最好用纱布包起来，这样更易拣出。五香黄豆味美可口，但不要多吃，以免腹胀。

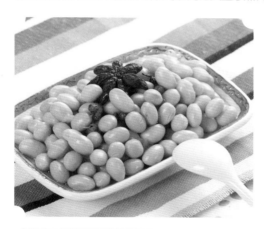

黄豆排骨汤

原料： 黄豆 100 克，猪排骨 250 克，盐适量。

做法：

① 将黄豆洗净，用清水浸泡约 10 小时。

② 将猪排骨洗净，剁成小块，用开水焯去浮沫。捞出，用冷水冲洗干净。

③ 把猪排骨、黄豆一起放入清水中用大火烧开，再用小火炖至熟烂。放盐调味即可食用。

营养师建议： 黄豆与排骨同食，营养成分取长补短，可较大地提高蛋白质的营养价值。

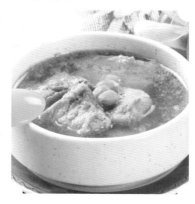

延伸阅读

睡前勿服降压药

研究表明，睡前服用降压药容易诱发缺血性脑血管病，所以在睡前不要服用降压药。服药的高血压病患者，最好提前 2 小时服用降压药。

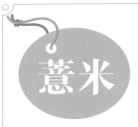

薏米

味甘淡，性微寒
归脾、肺、胃经
一般人均可食用，尤适宜癌症患者、水肿者、皮肤粗糙者

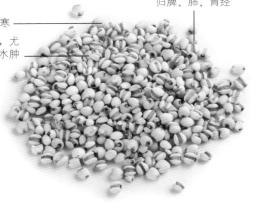

健脾除湿，预防高血压

推荐用量：每餐 40 克

薏米热量不高，含有丰富的 B 族维生素和维生素 E，富含各种矿物质，是极富营养的食物。薏米既是一味中药（薏苡仁）又是常吃的食物，有利水消肿、健脾除湿等功效，是高血压病、高脂血症患者的理想食物，健康人常吃薏米，可强身健体，减少肿瘤发生机会。

◎ 对血压调节的好处

薏米富含维生素和膳食纤维，有清热利尿的功效，从而能够增强肾脏功能，缓解高血压病患者水肿症状。薏米可健脾养胃，尤其适合脾胃虚弱的高血压病患者。

◎ 搭配与宜忌

✅ 薏米 + 红小豆

薏米红小豆粥健脾养胃、利水祛湿，是脾胃虚弱型高血压病患者的理想食物。

✅ 薏米 + 牛奶

薏米和牛奶一起熬粥，味美又营养，常吃不仅可保持皮肤光泽细腻，还能消除粉刺、雀斑、老年斑等。

❌ 薏米性微寒，体质虚寒者不宜长期食用，经期女性也应避免食用。

❌ 薏米含膳食纤维较多，食用太多易导致消化不良。

影响血压的营养素含量表（以 100 克食物为例）

可食部	热量	三大营养素			膳食纤维
		脂肪	糖类	蛋白质	
100 克	357 千卡	3.3 克	71.1 克	12.8 克	2 克

维生素		矿物质				
维生素 C	烟酸	钾	钙	钠	镁	锌
—	2 毫克	163 毫克	42 毫克	2.3 毫克	50 毫克	1.39 毫克

◎ **这样吃降血压**

薏米粥

原料：薏米 500 克，粳米 100 克。

做法：

① 将薏米洗净，研成细粉。

② 粳米洗净，放入锅内，加水适量，置大火上烧沸，改小火熬煮至熟，加入薏米粉末烧沸即成。

营养师建议：薏米研成细粉更容易煮熟。

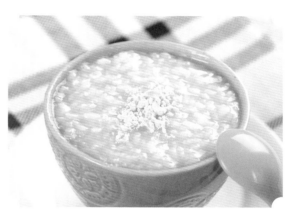

银耳薏米红小豆粥

原料：薏米 100 克，红小豆 50 克，红枣 25 克，银耳 6 克，冰糖 20 克。

做法：将薏米、红小豆用温水浸泡 3 小时。红枣去核。银耳泡发。将原料一同放入锅中，加水，先大火煮滚，后转小火再煮 30 分钟。待粥成时加入冰糖调味即可。

营养师建议：薏米容易吸干水分，在粥熬好后最好立即食用。

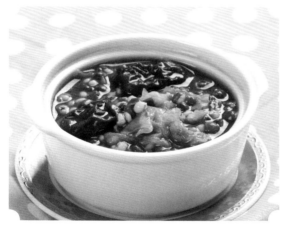

山药薏米粥

原料：山药 200 克，薏米 50 克，大米 50 克。

做法：

① 山药洗净去皮，切成小块。薏米淘洗干净，用清水浸泡约 10 小时。大米洗净。

② 锅置火上，加入适量清水，放入薏米大火煮开后，用小火煮 30 分钟，然后放入大米，继续煮至大米将熟，然后放入山药块，继续煮 10 分钟即可。

营养师建议：薏米口感不好，与大米搭配可改善口感，增强食欲。

延伸阅读

不要害怕降压药的副作用

高血压病患者一般需要终生服药，但很多患者担心降压药的副作用。其实虽然药物都有一定的副作用，但只要遵医嘱，药物的用量在一定范围之内，一般不会对身体造成较大的伤害。高血压病患者千万不能因为害怕药物的副作用拒绝服药或者私自换药、间断服药，以防病情严重。

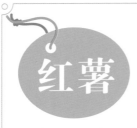

红薯

归脾、肾经
味甘，性平
一般人群均可食用

益气生津，补中和血

推荐用量： 每餐 50 克

　　红薯又名甘薯、番薯、地瓜等，含有丰富的淀粉、膳食纤维、胡萝卜素、维生素 A、B 族维生素、维生素 C、维生素 E 以及铁、铜、硒等 10 余种微量元素和亚油酸，营养价值很高。中医认为，红薯有补中和血、益气生津、宽肠胃、通便的功效。

◎ 对血压调节的好处

　　红薯中钾、钙、镁含量丰富，可抵抗钠对血压的不利影响，还有保护血管的功效。另外，红薯中丰富的膳食纤维能增强胃肠蠕动，通便排毒，尤其对高血压伴有老年性便秘患者有较好的效果。

　　红薯切开后会有黏液渗出，这种黏液是黏液蛋白，能促进胆固醇的排泄，保持血管壁的弹性，对降低血压有益。

◎ 搭配与宜忌

✔ 红薯 + 牛奶

红薯中蛋白质和脂肪含量较低，而牛奶中含有丰富的蛋白质和脂肪成分，二者搭配可使营养更加丰富。

✘ 红薯 + 柿子

二者同食，红薯中的糖分在胃内发酵，会使胃酸分泌增多，然后和柿子中的鞣质、果胶反应产生沉淀凝聚成硬块，严重时可使肠胃出血或造成胃溃疡。

✘ 食用红薯不宜过量，且湿阻脾胃、气滞食积者应慎食。

影响血压的营养素含量表 （以 100 克食物为例）

可食部	热量	三大营养素			膳食纤维
		脂肪	糖类	蛋白质	
90 克	99 千卡	0.2 克	24.7 克	1.1 克	1.6 克

维生素		矿物质				
维生素 C	烟酸	钾	钙	钠	镁	锌
26 毫克	0.6 毫克	130 毫克	23 毫克	28.5 毫克	12 毫克	0.15 毫克

◎ **这样吃降血压**

红薯粥

原料： 红薯 100 克，大米 50 克。

做法：

① 把大米淘洗干净，放入清水中大火煮沸，然后转小火煮约半个小时。

② 把红薯洗净，去皮，切成块。待大米煮到微熟时，把红薯放入，搅拌均匀。

③ 一起用小火煮 20 分钟即可。

营养师建议： 煮粥过程中要不时地搅拌，以免糊底。

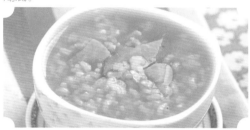

红薯小米粥

原料： 红薯 200 克，小米 100 克。

做法：

① 红薯洗净，去皮，切成小丁。小米洗净。

② 将小米和红薯一起放入电饭煲中煮 20 分钟即可。

营养师建议： 经常吃些红薯，可以预防便秘。

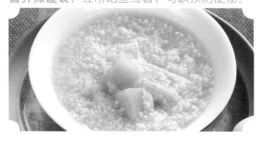

红薯丝拌胡萝卜丝

原料： 红薯 100 克，胡萝卜 100 克，盐、香油各适量。

做法：

① 把红薯、胡萝卜洗干净，去皮，切成细丝。

② 烧开水，把红薯丝、胡萝卜丝放入沸水中焯 5 分钟，捞出沥干水分，备用。

③ 把红薯丝、胡萝卜丝放入大碗中，放入盐、香油拌匀。

④ 盛入盘中即可食用。

营养师建议： 红薯要焯熟，以免造成肠胃不适。

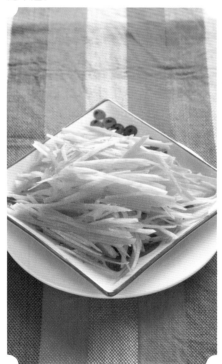

延伸阅读

更年期女性要预防高血压病

妇女进入更年期后，雌激素和其他女性激素逐渐减少，影响了整个身体系统的平衡，其中也包括血液系统。所以绝经后女性高血压病的发病率明显提高。因此，即将步入更年期的女性要重视对高血压病的预防。

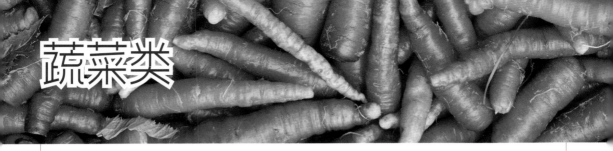

蔬菜类

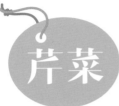

芹菜

一般人群均可食用，特别适合高血压病、高血糖患者食用

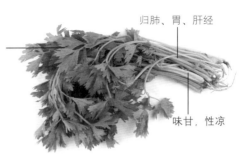

归肺、胃、肝经

味甘，性凉

降压蔬菜中的明星

推荐用量： 每餐 50 克

芹菜含有大量的膳食纤维、维生素C、维生素P、胡萝卜素、钙、磷、铁等多种营养成分，有健脾养胃、清热除烦、利水消肿、平肝降压的功效，一般人群均可食用，特别适合高血压病、糖尿病患者食用。

◎ 对血压调节的好处

芹菜中含有降压成分芹菜素，对原发性高血压、妊娠性高血压等均有一定的效果。芹菜的叶、茎、根具有药用价值，对血压调节均有好处。芹菜含有的维生素P可增加血管弹性，降低毛细血管通透性，具有降血压的功效。芹菜中含有的其他营养素及矿物质可调理脾胃、促进新陈代谢，保护血管，血压偏高的患者辅以芹菜食疗是不错的选择。

◎ 搭配与宜忌

✔ 芹菜 + 豆腐干

二者搭配无论从色泽、味道及营养方面来说都可以互相补充，使菜的色、香、味及营养成分都得到提升。

✔ 芹菜 + 牛肉

二者搭配食用既能为人体补充较多的营养素，又可增加饱腹感，有利于血糖控制，非常适合糖尿病患者食用。

✘ 脾胃虚寒的人不宜吃芹菜。

影响血压的营养素含量表（以 100 克食物为例）

可食部	热量	三大营养素			膳食纤维
		脂肪	糖类	蛋白质	
66 克	14 千卡	0.1 克	3.9 克	0.8 克	1.4 克

维生素		矿物质				
维生素C	烟酸	钾	钙	钠	镁	锌
12 毫克	0.4 毫克	154 毫克	48 毫克	73.8 毫克	10 毫克	0.46 毫克

◎ **这样吃降血压**

西芹百合

原料： 西芹 150 克，鲜百合 100 克，植物油、盐、水淀粉各适量。

做法：

① 将西芹洗净，切成菱形块；百合洗净，分瓣备用。

② 锅置火上，倒油烧至五成热，放入西芹块、百合翻炒。

③ 放入盐调味，用水淀粉勾芡后装盘即可。

营养师建议： 摘下的芹菜叶不要扔掉，可以做成芹菜叶粥或者芹菜叶粉丝汤等。

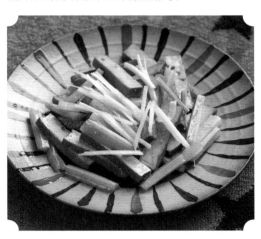

芹菜炒香干

原料： 芹菜 250 克，豆干 300 克，葱白、生姜、植物油、盐各适量。

做法：

① 芹菜洗净、切段。

② 豆干切成细条。葱白切成丝，姜切成细丝。

③ 炒锅烧热，倒油，油热时把葱白丝、姜丝倒入，爆出香味，然后把豆干条倒入略炒，再倒入芹菜段翻炒。炒熟时加入盐拌匀即可。

营养师建议： 炒芹菜时不要炒太熟，以免营养成分丢失，起不到降压作用。

芹菜牛肉粥

原料： 芹菜梗 120 克，粳米 100 克，牛肉 25 克，盐适量。

做法：

① 芹菜洗净，切末；牛肉洗净蒸熟，切末。

② 芹菜末与粳米一同煮粥，待粥熟时加入熟牛肉末，稍煮，加盐调味即成。

营养师建议： 这道粥香软可口，尤其适合脾胃不好的高血压病患者食用。

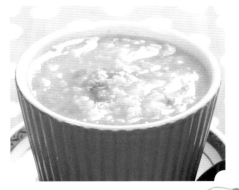

延伸阅读

高血压病患者应重视鼻出血

　　高血压病患者一旦出现鼻出血就需要到医院咨询治疗，不可大意。因为对于高血压病患者来说，鼻出血意味着高血压引起的动脉粥样硬化到了比较严重的程度，必须及时诊治。

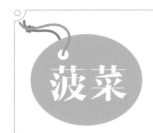

菠菜

归大肠、胃经
味甘，性凉
一般人群均可食用，特别适合老、幼、病、弱者食用

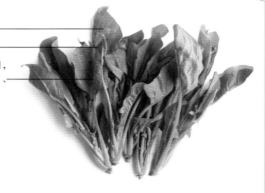

促进钠的排泄

推荐用量：每餐 50 克

菠菜营养丰富，含有丰富的胡萝卜素、维生素 A、B 族维生素、膳食纤维、叶酸、钾、钙、磷、铁等，能够帮助消化，促进人体新陈代谢，对缺铁性贫血、高血压病、糖尿病等有一定的辅助治疗作用。

◎ 对血压调节的好处

菠菜中含有丰富的钾，钾能限制钠内流，促进钠从尿液中排泄，还能对抗钠对血压的不利影响，有助于减少降压药的用量。还可帮助维持细胞内的电解质平衡，使心脏功能和血压正常。菠菜中的膳食纤维能促进钠的排出，降低血压。菠菜中的镁能稳定血管平滑肌细胞膜的钙通道，激活钙泵，使钙离子排出，钾离子进入，减少钠内流，从而起到降压作用。

◎ 搭配与宜忌

✔ **菠菜 + 猪肝**

菠菜炒猪肝、猪肝菠菜粥都是不错的搭配食谱，猪肝中富含叶酸、维生素、铁等营养素，和菠菜搭配，补血效果更好。

✔ **菠菜 + 鸡蛋**

菠菜含有丰富的类胡萝卜素，鸡蛋含有维生素 A，二者搭配食用，对视力有好处。

✘ 肾炎、肾结石患者要避免食用菠菜。

影响血压的营养素含量表（以 100 克食物为例）

可食部	热量	三大营养素			膳食纤维
		脂肪	糖类	蛋白质	
89 克	24 千卡	0.3 克	4.5 克	2.6 克	1.7 克

维生素		矿物质				
维生素 C	烟酸	钾	钙	钠	镁	锌
32 毫克	0.6 毫克	311 毫克	66 毫克	85.2 毫克	58 毫克	0.85 毫克

◎ **这样吃降血压**

花生菠菜粥

原料：粳米 100 克，菠菜 200 克，花生仁（生）50 克，盐适量。

做法：

① 菠菜洗净切成细末；花生仁用沸水浸泡 1 小时洗净；粳米淘洗干净，用冷水浸泡好。

② 将粳米与花生仁一同放入锅中，加入 1500 毫升冷水，先大火烧沸，后改小火煮至花生仁熟透时放入菠菜末，加盐调味即成。

营养师建议：煮粥前可先将粳米用冷水浸泡半个小时，这样煮成的粥更香软可口。

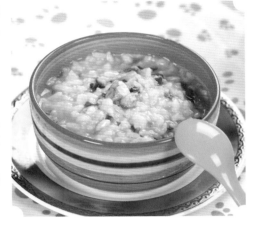

海带豆腐菠菜汤

原料：豆腐 100 克，水发海带 20 克，菠菜 50 克，盐、香油、葱、胡椒粉各适量。

做法：

① 将豆腐切丁；菠菜切段；海带切丝；葱切碎。

② 锅内放入开水，加豆腐丁、海带丝、葱花，水沸后放菠菜段，煮片刻，加入盐、胡椒粉、香油即可。

营养师建议：这道汤清淡可口，尤其适合爱上火的高血压病患者。

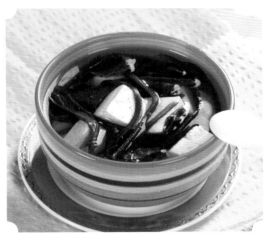

菠菜拌豆芽

原料：绿豆芽 150 克，菠菜 100 克，萝卜 100 克，粉丝 50 克，香干 50 克，盐、香油、醋各适量。

做法：

① 绿豆芽择洗干净；萝卜洗净切丝；香干洗净切条；菠菜摘洗净切段；粉丝洗净。将上述食材分别投入沸水锅内焯一下，捞出用凉开水过凉，取出沥干水分。

② 将绿豆芽、萝卜丝、菠菜段、粉丝和香干条一起放入盆内，加入盐、醋和香油，拌匀即可。

营养师建议：菠菜根营养丰富，含有多种营养素，所以用菠菜做菜时，菠菜根要保留。此外，菠菜富含草酸，影响人体对钙的吸收。吃菠菜前，最好先用热水焯透，以减少草酸的含量。

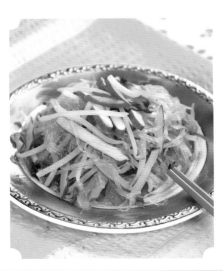

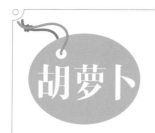

胡萝卜

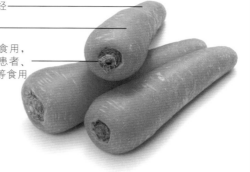

归脾、胃、肺经

味甘，性平

一般人群均可食用，更适宜夜盲症患者、高血压病患者等食用

防治高血压病，保护眼睛

推荐用量：每天 70 克

胡萝卜中不仅含有大量的胡萝卜素、维生素 A，还含有 B 族维生素、维生素 C、叶酸、膳食纤维、钙、磷、钾等营养物质，有保肝明目、调节血压的作用。一般人均可食用胡萝卜，尤其适宜夜盲症患者、高血压病患者、高血糖患者食用。

◎ 对血压调节的好处

胡萝卜中含有的槲皮素、山奈酚能增强冠状动脉血流量，促进肾上腺素的合成，具有调节血压的作用。胡萝卜含有的植物纤维可加强肠蠕动，有利于排便，能促进钠的排出，有利于降血压。

◎ 搭配与宜忌

✅ **胡萝卜 + 肉**

胡萝卜和肉一起烹制，能够使胡萝卜素更好地被人体吸收。

✅ **胡萝卜 + 菊花**

胡萝卜和菊花都含有丰富的胡萝卜素，一起食用有滋肝、养血、明目的功效。

✅ 胡萝卜中含有的胡萝卜素和维生素 A 都是脂溶性物质，应用油炒熟后食用，以利吸收。

✅ 脾胃气虚、营养不良、食欲缺乏的人宜吃胡萝卜。

❌ 喝酒时不宜吃胡萝卜，因为胡萝卜素和酒精进入人体后会在肝脏形成毒素，有损肝脏的健康。

影响血压的营养素含量表（以 100 克食物为例）

可食部	热量	三大营养素			膳食纤维
胡萝卜（红）96 克	37 千卡	脂肪	糖类	蛋白质	1.1 克
		0.2 克	8.8 克	1 克	

维生素		矿物质				
维生素C	烟酸	钾	钙	钠	镁	锌
13 毫克	0.6 毫克	190 毫克	32 毫克	71.4 毫克	14 毫克	0.23 毫克

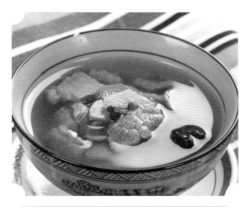

牛肉胡萝卜汤

原料： 牛肉150 克,胡萝卜200 克,料酒、大料、姜片、花椒、盐各适量。

做法：

① 牛肉切片，用沸水略焯一下。胡萝卜切片。

② 在锅中倒入适量清水，放入牛肉片，加花椒、大料、姜片、料酒，大火煮沸后用小火煨。

③ 待牛肉煮至七成熟时，放入胡萝卜片，加盐，煮熟即可。

营养师建议： 牛肉营养丰富，和胡萝卜同食更有利于营养素的吸收。但消化不好的人不宜多吃牛肉。

胡萝卜炒白菜

原料： 胡萝卜100 克，大白菜150 克，葱、姜、蒜、植物油、盐各适量。

做法：

① 胡萝卜洗净，切片。大白菜洗净，切片。葱切丝，姜和蒜分别切末。

素炒三丝

原料： 土豆1个，胡萝卜1个，青椒1个，植物油、盐各适量。

做法：

① 把土豆洗净，切成丝，用加了少许盐的冷水浸泡，备用。

② 把胡萝卜洗净，切成丝。

③ 把青椒洗净，切成丝。

④ 炒锅烧热，放油，油热时放入土豆丝翻炒，土豆炒软时放入胡萝卜丝，再翻炒几下，然后放入青椒丝一起翻炒。将熟时加入盐调味，再翻炒几下就可出锅食用。

营养师建议： 炒菜的时间自己掌握，喜欢爽脆的可以炒时间短一点；喜欢软绵的可以炒时间长一点。

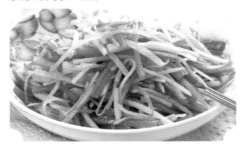

② 锅烧热，倒油，油七成热时倒入葱丝、姜末、蒜末爆出香味，然后放入胡萝卜片和白菜片翻炒，将熟时加入盐调味即可。

营养师建议： 吃胡萝卜尽量少去皮，因为胡萝卜皮中的胡萝卜素含量更高些。

延伸阅读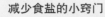

减少食盐的小窍门

　　口味重的高血压病患者一时很难改变口味，这就需要一些小窍门来减少食盐的摄入量，做到既不影响口感又减少了钠的摄入。做菜时可以用豆瓣酱或酱油调味，因为1克豆瓣酱或酱油所含的盐分要远远低于1克盐，做出的菜口感也不错。能生吃的蔬菜尽量生吃或凉拌，这样也能减少用盐量。用番茄、洋葱等味道浓烈的菜和其他清淡的菜一起烹制，少放些盐也不影响口味。

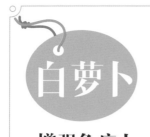

白萝卜

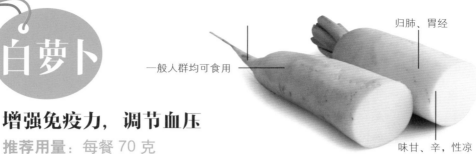

归肺、胃经

一般人群均可食用

味甘、辛，性凉

增强免疫力，调节血压

推荐用量：每餐 70 克

白萝卜含有丰富的维生素 C、钙、磷、钾、锌等营养物质，能促进胃肠蠕动，可通气导滞、健胃消食、止咳化痰、利尿止渴、提高机体免疫力。一般人群均可食用，尤其适宜于高血压病患者、肥胖症患者食用。

◎ 对血压调节的好处

白萝卜中含有丰富的维生素 C 和锌，有助于提高机体抗病能力，调节血压。白萝卜所含的芥子油和粗纤维能促进消化，调节食欲，促进胃肠蠕动，及时排出体内毒素，有利于稳定血压、降低血脂、软化血管、预防高血压并发症的发生。

◎ 搭配与宜忌

✅ 白萝卜 + 肉

白萝卜有止咳化痰的作用，可以和肉食

搭配食用，不但能避免上火，还有利于营养成分的吸收。

✅ 白萝卜 + 蜂蜜

生萝卜汁加蜂蜜是高血压病和动脉粥样硬化患者的辅助食疗饮品。

❌ 白萝卜有通气消食的作用，食用人参、西洋参、地黄等滋补性中药时勿吃萝卜。

❌ 阴盛偏寒体质者、脾胃虚弱者忌吃萝卜。

影响血压的营养素含量表（以 100 克食物为例）

可食部	热量	三大营养素			膳食纤维
		脂肪	糖类	蛋白质	
95 克	21 千卡	0.1 克	5 克	0.9 克	1 克

维生素		矿物质				
维生素 C	烟酸	钾	钙	钠	镁	锌
21 毫克	0.3 毫克	173 毫克	36 毫克	61.8 毫克	16 毫克	0.3 毫克

◎ **这样吃降血压**

凉拌萝卜丝

原料： 白萝卜 250 克，醋、盐、香油各适量。

做法：

① 把白萝卜洗净，切成丝，盛入盘中。

② 小碗中加醋、盐，再倒入一点香油搅拌均匀。

③ 把拌好的调味汁倒在萝卜丝上，搅拌均匀即可食用。

营养师建议：萝卜丝调好后，放置一会儿，等入味后再食用，口感更好。

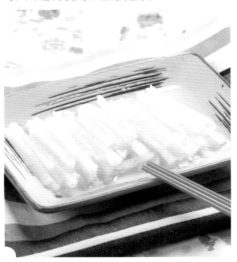

萝卜豆腐汤

原料： 北豆腐 200 克，白萝卜 400 克，植物油、盐、葱末、姜末、香菜、胡椒粉各适量。

做法：

① 白萝卜去皮，切丝，放入沸水锅中焯一下，捞出投入冷水中；北豆腐切成粗条；香菜洗净切段。

② 炒锅加油烧热，放入葱末、姜末炝锅，加入适量水，放萝卜丝、豆腐条，用旺火烧沸，待萝卜熟透，加入盐，小火炖至入味，撒上胡椒粉、香菜段即成。

营养师建议：这道汤清淡可口，适合高血压病患者食用。

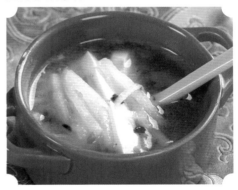

萝卜排骨汤

原料： 白萝卜 200 克，排骨 250 克，葱、姜、盐、醋、香菜各适量。

做法：

① 排骨洗净，切成段，放入沸水中焯去血水，捞出放入冷水中冲洗干净，沥干水分，备用。

② 白萝卜洗净，切成块。葱切段，姜切片。香菜切碎。

③ 锅内加水，放入排骨段、葱段、姜片，先大火煮沸，后转小火继续煮一个小时左右。

④ 放入萝卜块，大火烧开，再小火焖煮约 30 分钟，加入盐、醋调味，撒上香菜末即可食用。

营养师建议：炖汤时，水要一次性加够，不要中途加水，否则汤味不够鲜美。也不要放太多水，以免汤太稀。

延伸阅读

高血压病患者上下班需注意的事项

　　高血压病患者要注意在上班高峰时给自己留足够的时间，以免烦躁、紧张，导致血压升高。尽量不要挤公共汽车，最好选择步行、骑自行车出行。若乘坐公共交通工具应抓紧扶手、不急不躁，并尽量避免高峰期出行。

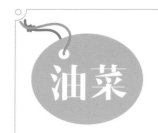

油菜

归肝、脾、肺经

一般人均可食用，特别适宜口腔溃疡、齿龈出血、牙齿松动者

味甘，性凉

可以常吃的降压蔬菜

推荐用量：每餐 150 克

油菜中含有丰富的钙、铁、钾、维生素 C、β- 胡萝卜素、膳食纤维等营养素，常吃油菜能够促进血液循环，增强肝脏的排毒能力，增强人体免疫力，强身健体，还能够降血脂、降血压，是高血压病、高脂血症患者的辅助食疗佳品。

◎ 对血压调节的好处

油菜中含有丰富的钾元素，钾可抑制钠从肾小管的重吸收，促进钠的排泄，还能对抗钠对血压的不利影响，起到保护血管的作用。油菜中钙的含量也极其丰富，钙能增加尿液的排泄，摄入充足的钙能有效降低血压。油菜还具有畅通肠道的作用，能增强体内宿便的排出，能减少人体对脂肪的吸收，从而通过提高自身免疫力来调节血压。

◎ 搭配与宜忌

✅ 油菜 + 香菇

油菜宜和香菇搭配食用，香菇炒油菜不仅味道鲜美，而且能促进肠道代谢，减少脂肪在体内的堆积。

✅ 油菜 + 海米

油菜中含有钙质，和含钙丰富的海米搭配食用，补钙作用会更加明显，而且这样搭配还能消肿散血、清热解毒。

✅ 油菜 + 豆腐

油菜富含多种维生素和微量元素，与富含蛋白质的豆腐搭配食用，不仅能止咳平喘，经常食用还能增强机体免疫力。

❌ 吃剩的油菜隔夜后不要再吃，剩菜中亚硝酸盐含量较高，易引发癌症。

影响血压的营养素含量表（以 100 克食物为例）

可食部	热量	三大营养素			膳食纤维
		脂肪	糖类	蛋白质	
87 克	23 千卡	0.5 克	3.8 克	1.8 克	1.1 克

维生素		矿物质				
维生素 C	烟酸	钾	钙	钠	镁	锌
36 毫克	0.7 毫克	210 毫克	108 毫克	55.8 毫克	22 毫克	0.33 毫克

鸡片炒油菜

原料： 鸡胸肉 250 克，油菜 200 克，白萝卜半根，植物油、淀粉、五香粉、盐各少许。

做法：

① 鸡胸肉切薄片，用少许淀粉与五香粉抓匀。白萝卜切丝。油菜洗净，切段。

② 锅热后加少许油，五成热时放入鸡肉片滑炒，炒至八成熟时盛出，用余油翻炒油菜段和白萝卜丝，放入炒好的鸡肉片，加盐调味即可。

营养师建议： 油菜要选用新鲜、油亮、无虫、无黄叶的嫩油菜。

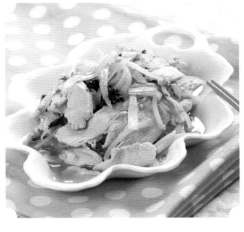

清炒油菜

原料： 油菜 500 克，葱、姜、植物油、盐各适量。

做法：

① 把油菜择洗干净，用淘米水浸泡几分钟，捞出后再用清水清洗干净。沥干水分，备用。

② 把葱、姜切碎。

③ 炒锅烧热，放油，油热时放入葱末、姜末爆香。

④ 放入油菜翻炒几分钟，熟时放入盐调味，盛入盘中即可食用。

营养师建议： 油菜中可能农药残留较多，宜用淘米水浸泡一会儿，然后再用清水冲洗，但也不能浸泡太久，以免营养成分丧失。

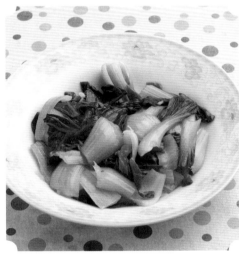

海米油菜

原料： 海米 30 克，油菜 250 克，葱、姜、盐、植物油各适量。

做法：

① 油菜洗净，用淘米水浸泡几分钟，捞出后用清水冲洗干净，沥干水分备用。

② 海米用温水泡发。

③ 葱切丝，姜切片。

④ 炒锅中放油，烧热，放入葱丝、姜片、海米翻炒。

⑤ 倒入油菜，翻炒至断生，加入盐调味即可。

营养师建议： 海米用黄酒泡发比用水泡发更具风味。炒海米时要用小火，避免炒硬炒煳。

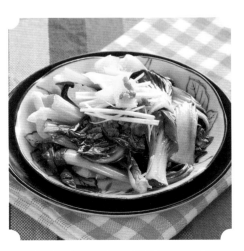

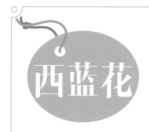

西蓝花

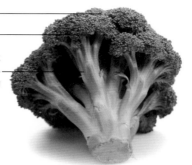

归脾、肾、胃经

味甘，性凉

一般人群均可食用，尤其适宜于中老年人、小孩和脾胃虚弱、消化功能不强者食用

调节和预防高血压

推荐用量：每餐 70 克

西蓝花营养丰富，有"蔬菜皇冠"的美誉。西蓝花含有丰富的膳食纤维、B族维生素、维生素 C、维生素 E、维生素 P、钙、磷、铁、锌、钾等营养素，可补肾填精、健脑壮骨、健脾和胃，增强人体免疫力，对高血压病、心脏病有调节和预防作用。

◎ 对血压调节的好处

西蓝花中含有丰富的维生素 C，维生素 C 能够促进人体合成氮氧化物，而氮氧化物具有扩张血管的作用，能够有效地调节血压。同时，西蓝花中还含有一定量的类黄酮物质，其能够清除血管中的杂质，阻止胆固醇氧化，防止血小板凝结，对高血压病、心脏病都有一定的调节作用。西蓝花富含膳食纤维，能促进胃肠蠕动，加速排便，对高血压合并糖尿病、高血脂等均有益处。

◎ 搭配与宜忌

✔ 西蓝花 + 含碘丰富的食物

西蓝花宜和含碘丰富的食物搭配食用，因为西蓝花中含有致甲状腺肿的物质，需要食用含碘丰富的食物，如海带、紫菜、碘盐、海鱼等。

✔ 西蓝花 + 香菇

西蓝花含多种控制血糖的成分，与可促进糖类代谢的香菇同食可降低血糖。

✘ 肾脏功能异常的人不宜多吃。

影响血压的营养素含量表（以 100 克食物为例）

可食部	热量	三大营养素			膳食纤维
		脂肪	糖类	蛋白质	
83 克	33 千卡	0.6 克	4.3 克	4.1 克	1.6 克

维生素		矿物质				
维生素 C	烟酸	钾	钙	钠	镁	锌
51 毫克	0.9 毫克	17 毫克	67 毫克	18.8 毫克	17 毫克	0.78 毫克

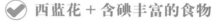

◎ **这样吃降血压**

香菇炒西蓝花

原料: 西蓝花 250 克,香菇 15 克,葱、姜、盐、植物油各适量。

做法:

① 把西蓝花择洗干净,切成小块,放入淡盐水中浸泡一会儿,然后捞出,再放入沸水中略焯一下,捞出沥干水分备用。

② 香菇用温水泡发,去蒂洗净,切小块。

③ 把葱切段,姜切片。

④ 炒锅烧热放油,油热时放入葱段、姜片爆香。

⑤ 下香菇块、西蓝花块,翻炒,将熟时,加盐调味,再翻炒几下,即可食用。

营养师建议: 焯西蓝花的时间不宜过长,以免丧失营养成分,同时也会影响口感。

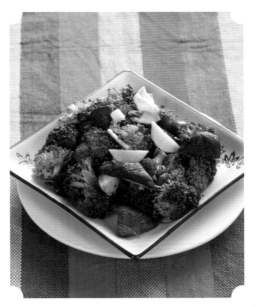

茄汁西蓝花

原料: 西蓝花 300 克,番茄一个,姜、蒜、盐、植物油各适量。

做法:

① 把西蓝花切成小块,在盐水中浸泡一会儿,泡出残留的农药和隐藏在菜里的小虫子,再彻底冲洗干净。

② 把番茄切成小块。蒜、姜切碎。

③ 把西蓝花在沸水中焯一会儿,捞出过凉水,沥干水分,备用。

④ 炒锅烧热放油,油热时放入西蓝花块、番茄块翻炒。

⑤ 炒熟时放入切好的姜末、蒜末、盐调味,即可出锅。

营养师建议: 番茄和西蓝花都不需要炒太长时间。

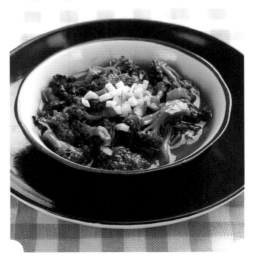

延伸阅读

高血压病患者的衣领不要扣得太紧

高血压病患者的上衣领扣不要扣得太紧,不要经常扎领带,尽量使脖颈处放松。因为衣领太紧会压迫颈静脉,使血液不能顺畅地流通到脑部,导致脑血管供血不足。

番茄

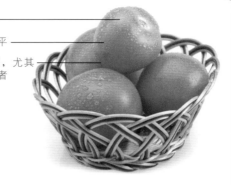

归肝、胃、肺经 ————
味酸、微甘，性平 ————
一般人均可食用，尤其 ————
适合肾虚、贫血者

利尿消肿，降血压

推荐用量：每餐 100~150 克

番茄营养丰富，可做菜、生吃、榨汁，被称为"蔬菜中的水果"，番茄中所含的番茄红素有独特的抗氧化作用，可预防心脑血管疾病的发生。番茄中的柠檬酸、苹果酸、胡萝卜素、B族维生素、维生素C、维生素P、烟酸等营养素可调整胃肠功能，提高免疫力，预防和辅助治疗高血压病。

◎ 对血压调节的好处

番茄中含有芦丁，芦丁是防治高血压病的重要营养素。番茄含钾丰富，含钠量较低，钾能促进钠的排泄，且能对抗钠对血压的不利影响。番茄中的番茄红素有利尿作用，能降低钠的浓度，调节血压。

◎ 搭配与宜忌

✔ 番茄 + 豆腐

番茄中丰富的维生素C搭配豆腐中丰富的蛋白质，可促进胶原蛋白合成，提高人体免疫力。

✔ 番茄 + 鸡蛋

番茄中含有丰富的维生素C，鸡蛋中含有维生素E，都具有抗氧化的作用，二者同食，能增强抗氧化功效，起到护肤、抗衰老、促进血液循环的作用。

✔ 番茄炒后食用比生吃更有营养，因为油脂能帮助番茄将番茄红素等脂溶性抗氧化剂自然释放出来，充分发挥抗氧化作用。

✘ 番茄不宜烹制时间过长，以免损失过多的维生素。

✘ 番茄性微寒，脾胃虚寒者不宜多食。

影响血压的营养素含量表 (以 100 克食物为例)

可食部	热量	三大营养素			膳食纤维
		脂肪	糖类	蛋白质	
97 克	19 千卡	0.2 克	4 克	0.9 克	0.5 克

维生素		矿物质				
维生素C	烟酸	钾	钙	钠	镁	锌
19 毫克	0.6 毫克	163 毫克	10 毫克	5 毫克	9 毫克	0.13 毫克

◎ **这样吃降血压**

番茄炒鸡蛋

原料: 番茄 200 克,鸡蛋 2 个,植物油、盐、白糖各适量。

做法:

① 鸡蛋打散,加少许水,搅匀备用。

② 将番茄洗净,切成小块,备用。

③ 炒锅烧热,放油,油热时倒入打散的鸡蛋,翻炒至熟,盛入盘中备用。

④ 炒锅烧热,放油,油热时倒入番茄块,翻炒一会儿,倒入炒好的鸡蛋,搅拌均匀,放入盐、白糖调味。盛入盘中即可食用。

营养师建议: 炒鸡蛋时油温七成热即可。番茄不要炒太长时间,以免营养成分流失。

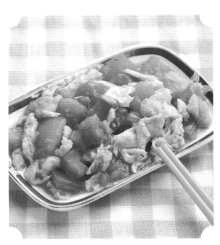

番茄烧茄子

原料: 茄子 250 克,番茄 1 个,小葱、姜、蒜、盐、酱油、植物油、白糖各少许。

做法:

① 把茄子洗净切成块,番茄洗净切块。

② 把小葱切成葱花,蒜切末,姜切片。

③ 炒锅烧热放油,油热时放入蒜末、姜片爆香。

④ 放入茄子块,用中火煎至金黄色后,倒入番茄块继续翻炒。然后放入酱油、白糖调味。

⑤ 番茄变软后,加入盐调味,最后撒上葱花即可。

营养师建议: 茄子切开后,表面容易氧化变黑,最好放入淡盐水中洗一下,挤去黑水,再用清水冲一下。

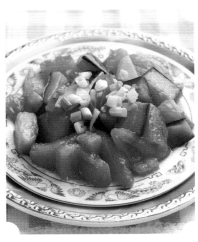

番茄炒丝瓜

原料: 番茄 100 克,丝瓜 200 克,葱、盐、植物油各适量。

做法:

① 番茄洗净,切小块。丝瓜削皮,切滚刀块。葱洗净,切丝。

② 炒锅烧热,倒油,油七成热时倒入葱丝爆出香味,然后倒入番茄块、丝瓜块翻炒,炒熟后用盐调味即可。

营养师建议: 炒这道菜时要少放油,以保持丝瓜的清香。

延伸阅读

高血压病患者要少吃发酵食品

　　很多食品用小苏打来发酵,而小苏打的化学名称是碳酸氢钠,含有钠元素,如若食用过多使用小苏打发酵的食品,就会增加体内钠的含量,对高血压病患者控制血压没有好处。

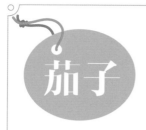

茄子

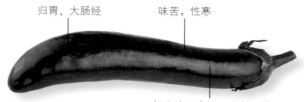

归胃、大肠经

味苦，性寒

一般人均可食用，尤其适合出血性疾病患者

高血压病患者的食疗佳品

推荐用量：每餐 70 克

茄子是为数不多的紫色蔬菜之一，含有丰富的维生素 C、维生素 E、维生素 P、B 族维生素，以及钙、磷、钾等矿物质，常吃茄子有降血脂、降血压、清热、消肿、止痛、抗癌等功效。

◎ 对血压调节的好处

茄子含有大量的钾元素，钾对高血压病患者有重要作用，能维持细胞内的渗透压，参与能量代谢过程，促进体内钠的排泄，减少钠对血压的不良影响。茄子中含有的维生素 P 能使毛细血管保持弹性，防止血管破裂，改善微循环，从而降低血压。

◎ 搭配与宜忌

✅ 茄子 + 辣椒

茄子中富含维生素 P，辣椒中富含维生素 C，二者搭配食用能增加维生素 C 的吸收率。维生素 C 对降低血压有益。

✅ 茄子 + 蛋类、肉类

肉类、蛋类中胆固醇含量较高，而茄子中含有的皂苷能降低血液中的胆固醇，二者搭配能够减少胆固醇的吸收，是高血脂患者理想的食疗佳品。

✅ 烹饪茄子时加入醋和番茄有利于保持茄子中的维生素 C 和多酚类营养物质。

✅ 茄子宜带皮食用，因为茄子皮中含有丰富的维生素 P、铁等营养素。

❌ 尽量不要食用老茄子。

❌ 消化不良、体弱胃寒的人不宜常吃茄子。

影响血压的营养素含量表（以 100 克食物为例）

可食部	热量	三大营养素			膳食纤维
		脂肪	糖类	蛋白质	
93 克	21 千卡	0.2 克	4.9 克	1.1 克	1.3 克

维生素		矿物质				
维生素 C	烟酸	钾	钙	钠	镁	锌
5 毫克	0.6 毫克	142 毫克	24 毫克	5.4 毫克	13 毫克	0.77 毫克

肉末茄子

原料： 茄子 250 克，猪瘦肉 50 克，葱、姜、蒜、酱油、植物油、盐各适量。

做法：

① 茄子洗净切块，放入清水中浸泡，防止氧化变黑。

② 猪瘦肉洗净，剁成肉末。

③ 把适量葱、姜、蒜洗净，切成末。

④ 炒锅烧热，放油，油烧至七成热时，加葱末、姜末炒香。

⑤ 加入肉末炒熟，倒入茄子块翻炒均匀，加入酱油、适量清水烧至茄子熟透。

⑥ 加入蒜末、盐调味，关火，盛入盘中即可食用。

营养师建议： 茄子性凉，具有清热、活血、通便的功效，尤其适宜在夏季食用。

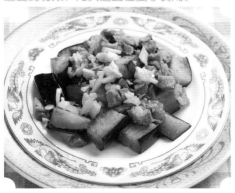

茄子粥

原料： 茄子 200 克，大米 100 克，盐适量。

做法：

① 将茄子冲洗干净，去蒂去皮，切成丁。大米淘洗干净。

② 锅中加水，水开后，放入大米，先用大火煮沸，再调至小火，煮粥 30 分钟。

③ 放入茄子丁，继续用小火煮。待粥稠茄子熟时，加盐调味即可。

营养师建议： 可以把茄子用水浸泡，然后挤干水分再放入粥中，可以使粥的颜色更好看些。

五味汁炒茄子

原料： 长茄子 500 克，青椒、红椒各 1 个，鸡胸脯肉 80 克，鸡蛋 1 个（取蛋清），高汤、豆瓣酱各 20 克，葱段、蒜片、酱油、姜、料酒、醋、白糖、盐、水淀粉、胡椒粉、植物油、香油各适量。

做法：

① 长茄子洗净去蒂切片；鸡胸脯肉切长片，加料酒、盐、鸡蛋清、少许水淀粉腌制 15 分钟；青、红椒去子，除蒂，切丝；姜拍破。

② 锅中倒油烧热，放鸡片滑熟盛出；原锅再放入茄子片及适量水，炒至茄子熟透时加入青椒丝、红椒丝炒熟盛出。

③ 另起锅放油烧热，下蒜片炒至焦黄，放入豆瓣酱、姜、葱段炒匀，倒入鸡片、茄子片翻炒。

④ 倒入酱油、白糖、胡椒粉、醋、高汤翻炒均匀，用水淀粉勾芡，淋上香油即可。

营养师建议： 烹调茄子时应降低烹调温度，减少吸油量，这样可有效保持茄子的营养价值。

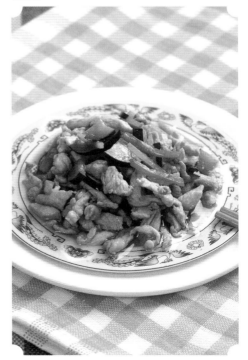

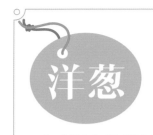

洋葱

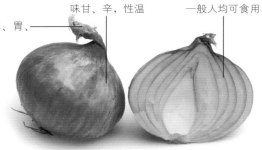

归肝、脾、胃、肺经

味甘、辛，性温

一般人均可食用

促进钠盐排泄，稳定血压

推荐用量：每餐 50 克

洋葱性温，味甘、辛，含有丰富的蛋白质、膳食纤维、维生素 B_1、维生素 B_2、维生素 C、胡萝卜素、前列腺素 A、钙、磷、硒等，有降血压、降血脂、降血糖、扩张血管的功效，能增强食欲，杀灭细菌，一般人均可食用。

◎ 对血压调节的好处

洋葱含有的前列腺素 A 是较强的血管扩张剂，不仅能降低血黏度，对抗导致血压升高的物质，还能促进钠盐的排泄，起到稳定血压的作用。洋葱中还含有丰富的钾元素，钾能对抗钠对血压的不利影响，不仅对血管的损伤有保护作用，还有助于减少降压药的用量。

◎ 搭配与宜忌

 洋葱＋肉类

洋葱能够提高肉类中维生素 B_1 的吸收率，还能防止消化不良，促进食欲。

 洋葱＋鸡蛋

洋葱富含维生素 C，维生素 C 具有扩张血管的作用，有助于降低血压，但易被氧化。鸡蛋富含维生素 E，能够抑制维生素 C 的氧化。二者同食，能够增加维生素 C 和维生素 E 的吸收率。

✗ 洋葱不宜切碎放置后食用。切碎放置后的洋葱，其汁液容易挥发，所含的维生素也会被氧化，使营养价值降低。

✗ 皮肤瘙痒、眼疾、胃病者不宜食用洋葱。

影响血压的营养素含量表（以 100 克食物为例）

可食部	热量	三大营养素			膳食纤维
		脂肪	糖类	蛋白质	
90 克	39 千卡	0.2 克	9 克	1.1 克	0.9 克

维生素		矿物质				
维生素 C	烟酸	钾	钙	钠	镁	锌
8 毫克	0.3 毫克	147 毫克	24 毫克	4.4 毫克	15 毫克	0.23 毫克

洋葱炒牛肉

原料：洋葱 250 克，牛肉 50 克，葱、料酒、水淀粉、盐、植物油各适量。

做法：

① 洋葱剥去老皮，洗净，切丝。葱洗净，切丝。

② 牛肉洗净，切片，用料酒和水淀粉腌渍一会儿。

③ 炒锅烧热，倒油，油七成热时放入葱丝爆香，然后放入腌渍好的牛肉片，翻炒，倒入一点清水。

④ 放入洋葱丝，炒熟，加盐调味即可。

营养师建议：洋葱有降低胆固醇的作用，在烹调牛肉时加入适量洋葱能防止人体过多摄入胆固醇和脂肪，还能提高牛肉的口感。

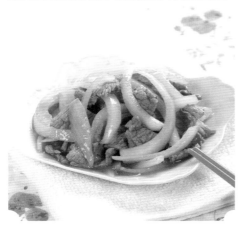

洋葱炒香菇

原料：鲜香菇 300 克，洋葱 100 克，姜、盐、植物油各适量。

做法：

① 洋葱去老皮，洗净，切丝。姜洗净，切丝。

② 鲜香菇去柄洗净，撕成条，用沸水略焯，捞出沥干水分，备用。

③ 炒锅烧热，放油，油七成热时加入姜丝炒香，然后倒入洋葱丝，炒熟。

④ 倒入香菇条，翻炒均匀，用盐调味即可食用。

营养师建议：洋葱所含的微量元素硒具有抗氧化的作用，经常食用能防癌、抗衰老。

洋葱炒鸡蛋

原料：洋葱 250 克，鸡蛋 2 个，盐、植物油各适量。

做法：

① 洋葱去老皮，洗净，切丝。鸡蛋打散。

② 炒锅烧热，倒油，油七成热时倒入打散的鸡蛋，炒成鸡蛋块，盛出备用。

③ 炒锅烧热，倒油，油七成热时倒入洋葱丝翻炒，熟时倒入炒好的鸡蛋，搅拌均匀，加盐调味即可食用。

营养师建议：若在打散的蛋液中加入适量的白糖再进行烹制，可使炒出的鸡蛋松软可口。

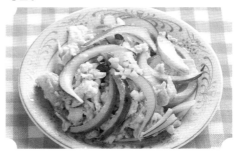

洋葱炒番茄

原料：洋葱 200 克，番茄 50 克，盐、植物油各适量。

做法：

① 洋葱去老皮，洗净切丝。番茄洗净，切块。

② 炒锅烧热，倒油，油七成热时倒入洋葱丝和番茄块一起翻炒，熟时加入盐调味即可。

营养师建议：切洋葱前最好把洋葱浸在热水中浸 3 分钟后再切，以免刺激眼睛。

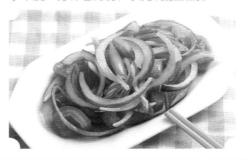

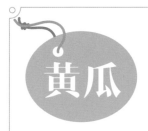

黄瓜

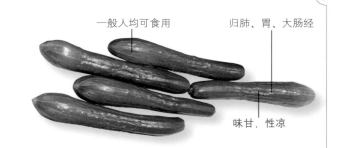

一般人均可食用

归肺、胃、大肠经

味甘，性凉

预防血压升高

推荐用量：每餐 100 克

黄瓜为低热量食品，含水量较多，含有较多的维生素 C、维生素 B_1、维生素 B_2、胡萝卜素、膳食纤维、钙、磷、铁、烟酸等营养物质，还含有异槲皮苷、葫芦素等营养成分，是高血压病、肿瘤患者的食疗佳品。

◎ 对血压调节的好处

黄瓜中含有的异槲皮苷有利尿降压的作用。黄瓜中的膳食纤维能促进粪便的排泄，排出人体垃圾，治疗便秘，从而防止由便秘引发的血压升高。同时黄瓜中也含有较多的钾元素，可取代体内的钠，将钠排出体外，防止血压升高。

◎ 搭配与宜忌

✅ 黄瓜 + 豆腐

二者搭配食用，可使营养互补，起到清热解毒、润燥平胃、养肺行津的作用。

✅ 黄瓜 + 大米

黄瓜和大米一起煮粥食用能够减淡雀斑，增白皮肤。

✅ 黄瓜 + 蒜

二者同食可抑制糖类转变为脂肪、降低胆固醇，对减肥有益。

❌ 吃黄瓜时不宜弃汁制馅食用，黄瓜大部分营养存在于汁液中，弃汁制馅会丢失大量水溶性维生素，降低其营养价值。

❌ 腌黄瓜含有较多的钠盐，高血压病患者不要吃。

❌ 胃寒者不宜食用黄瓜。

影响血压的营养素含量表（以 100 克食物为例）

可食部	热量	三大营养素			膳食纤维
		脂肪	糖类	蛋白质	
100 克	15 千卡	0.2 克	2.9 克	0.8 克	0.5 克

维生素		矿物质				
维生素 C	烟酸	钾	钙	钠	镁	锌
9 毫克	0.2 毫克	102 毫克	24 毫克	4.9 毫克	15 毫克	0.18 毫克

◎ **这样吃降血压**

青椒炒黄瓜

原料：黄瓜 250 克，青椒 50 克，葱、酱油、植物油各适量。

做法：

① 黄瓜洗净，切片。青椒洗净，切片。葱洗净，切碎。

② 炒锅烧热，倒油，油七成热时放入葱花爆香，然后倒入黄瓜片和青椒片翻炒一会儿，炒熟后放入酱油调味即可。

营养师建议：黄瓜和青椒不要炒太熟，以免影响口感、丧失营养成分。

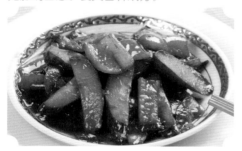

黄瓜木耳汤

原料：黄瓜 250 克，木耳（干）20 克，盐、香油、植物油各适量。

做法：

① 黄瓜洗净，切片。木耳用温水浸发洗净，去蒂，沥去水分。

② 锅烧热下少许油，爆炒木耳，再加适量水和少许盐烧滚，然后倒入黄瓜片，待黄瓜片滚至熟烂时，以香油调味即可。

营养师建议：这道汤去脂减肥，尤其适合肥胖型高血压病患者食用。

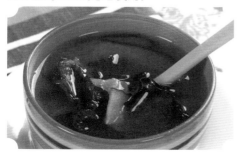

黄瓜炒肉丁

原料：黄瓜 200 克，猪瘦肉 100 克，葱、姜、盐、植物油各适量。

做法：

① 黄瓜洗净，切成丁。猪瘦肉洗净切丁。

② 葱、姜洗净，切丝。

③ 炒锅烧热，倒油，油七成热时放入葱丝、姜丝爆香。然后放入肉丁翻炒。

④ 倒入黄瓜丁翻炒，炒熟后加入盐调味即可。

营养师建议：切黄瓜时不要把黄瓜尾部全部丢掉，因为黄瓜尾部含有较多的苦味素，有抗癌作用。

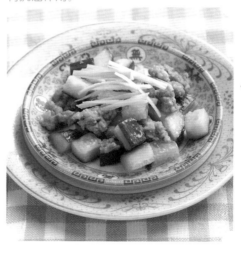

炝拌拍黄瓜

原料：黄瓜 200 克，蒜、干辣椒、花椒、酱油、醋、盐、植物油各适量。

做法：

① 把蒜捣碎，干辣椒切丝。

② 黄瓜洗净，用刀拍后切成小块，将剁碎的蒜末和干辣椒丝放在黄瓜上。

③ 炒锅烧热，放油和花椒粒，待花椒炸出香味后关火，把花椒粒捞出。等油温下降时，把油倒在蒜末和干辣椒丝上。然后放入盐、酱油、醋调味。搅拌均匀即可食用。

营养师建议：吃黄瓜时不要削皮。黄瓜皮中含有丰富的 β-胡萝卜素。

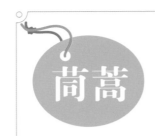

茼蒿

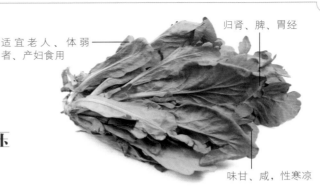

适宜老人、体弱者、产妇食用

归肾、脾、胃经

味甘、咸，性寒凉

稳定情绪，降低血压

推荐用量： 每餐 50 克

茼蒿是一种营养丰富的绿叶蔬菜，含有丰富的维生素C、维生素A、胡萝卜素、膳食纤维、蛋白质、钙以及多种氨基酸，可补脾胃、养心、降压、祛痰湿，茼蒿中还含有具有特殊香味的挥发油，可宽中理气、消食开胃、增加食欲。一般人群均可食用，更是便秘患者、口臭者、高血压病患者的食疗佳品。

◎ 对血压调节的好处

茼蒿中含有的膳食纤维可促进排便，从而促进钠的排出，降低血压。丰富的维生素C能促进人体合成氮氧化物，而氮氧化合物有扩张血管的作用，有助于降低血压。其所含有的钾元素可促进钠从尿液中排泄，对抗钠对血压的不利影响，对血管也有保护作用。

◎ 搭配与宜忌

✔ **茼蒿＋肉类、蛋类**

茼蒿中含有较多的脂溶性维生素——胡萝卜素，和肉蛋类食物搭配食用，能促进胡萝卜素的吸收，也可提高维生素A的利用率。

✔ 吃火锅时放茼蒿对肉类或鱼类蛋白质的代谢有促进作用。

✔ 每天喝两次用鲜茼蒿榨的汁，有助于缓解因高血压引起的头晕脑涨。

✔ 脑力劳动者以及贫血、骨折患者宜常吃茼蒿。

✘ 脾胃虚寒、腹泻者不宜食用茼蒿。

影响血压的营养素含量表（以 100 克食物为例）

可食部	热量	三大营养素			膳食纤维
		脂肪	糖类	蛋白质	
82 克	21 千卡	0.3 克	3.9 克	1.9 克	1.2 克

维生素		矿物质				
维生素C	烟酸	钾	钙	钠	镁	锌
18 毫克	0.6 毫克	220 毫克	73 毫克	161 毫克	20 毫克	0.35 毫克

茼蒿炒豆干

原料： 茼蒿 200 克，豆腐干 100 克，蒜、盐、玉米油、香油各适量。

做法：

① 茼蒿去叶，只留蒿子秆，蒿子秆洗净后切成段。

② 豆干切成条状。蒜切末。

③ 炒锅烧热，倒入玉米油，油七成热时倒入蒜末爆出香味。

④ 放入蒿子秆段炒至断生，再放入豆干条翻炒均匀。

⑤ 加盐调味，出锅时淋入适量香油即可食用。

营养师建议： 吃剩的茼蒿最好倒掉，因为放置久了的绿色蔬菜会产生较多的亚硝酸盐，对身体有害。

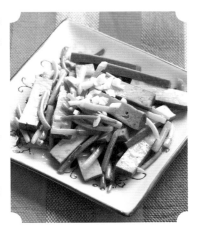

茼蒿炒鸡蛋

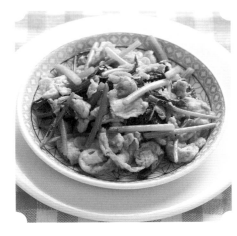

原料： 茼蒿 300 克，鸡蛋 1 个，盐、植物油各适量。

做法：

① 鸡蛋打散，备用。

② 茼蒿洗净，切段，备用。

③ 炒锅烧热，倒油，油七成热时倒入蛋液，炒成鸡蛋块，铲出备用。

④ 把锅里的剩油烧热，倒入茼蒿段翻炒，炒熟时把鸡蛋块倒入，翻炒均匀，加入盐调味即可。

营养师建议： 打散鸡蛋时可以在鸡蛋中加少许清水，这样炒出的鸡蛋更加松软。

蒜蓉茼蒿

原料： 茼蒿 250 克，蒜 5 瓣，葱、盐、植物油各适量。

做法：

① 茼蒿洗净，切成段。蒜瓣洗净，剁成蒜蓉。葱洗净，切丝。

② 炒锅烧热，倒油，油烧至七成热时倒入葱丝炒香。然后倒入茼蒿，大火翻炒至熟。

③ 加盐调味。把蒜蓉泼在菜上稍翻炒，盛出即可食用。

营养师建议： 茼蒿中特殊香味的挥发油遇热易挥发，烹调时需大火快炒，否则起不到消食开胃的功效。

延伸阅读

老年高血压病患者不宜扭秧歌

　　扭秧歌时，鼓点节奏快而有力，容易让人兴奋，使心跳加快，血压急剧上升，造成严重的后果。所以患有高血压病的老人不宜扭秧歌，如果常做这种运动，容易造成脑血管意外。适合高血压病患者的运动主要有散步、慢跑、游泳、打太极拳等。

芦笋

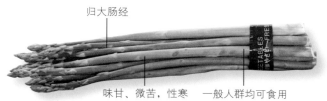

归大肠经

味甘、微苦，性寒　一般人群均可食用

扩张血管，降低血压

推荐用量：每餐 50 克

芦笋嫩茎中含有丰富的蛋白质、维生素、矿物质和人体所需的其他微量元素，另外芦笋中含有特有的天冬酰胺，及多种甾体皂苷，对心血管病、水肿、膀胱炎、白血病症状均有改善作用，也有抗癌效果，因此长期食用芦笋有益脾胃，对人体许多疾病有很好的食疗效果。

◎ 对血压调节的好处

芦笋含有的天冬酰胺可扩张末梢血管，降低血压。维生素 C 能促进人体合成氮氧化合物，氮氧化合物有扩张血管的作用，维生素 C 还有助于增强机体免疫力，帮助患者稳定血压。芦笋中的钾元素能促进钠的排泄，对血管损伤也有保护作用。

芦笋能扩张冠状动脉，增加冠状动脉血流量，对高血压合并冠心病有较好的防治功效。

◎ 搭配与宜忌

✅ 芦笋 + 猪肉

芦笋中含有叶酸，猪肉中含有维生素 B_{12}，二者搭配食用能提高维生素 B_{12} 的吸收率。

✅ 芦笋 + 百合

二者同食有安神、清热除烦的功效。

✅ 心脏病、水肿、膀胱炎等疾病患者可经常食用芦笋。

❌ 芦笋中的叶酸很容易被破坏，若用来补充叶酸时应避免高温烹制。

影响血压的营养素含量表（以 100 克食物为例）

可食部	热量	三大营养素			膳食纤维
		脂肪	糖类	蛋白质	1.9 克
90 克	19 千卡	0.1 克	4.9 克	1.4 克	

维生素		矿物质				
维生素 C	烟酸	钾	钙	钠	镁	锌
45 毫克	0.7 毫克	213 毫克	10 毫克	3.1 毫克	10 毫克	0.41 毫克

◎ **这样吃降血压**

芦笋木耳

原料：芦笋 300 克，木耳 150 克，葱、盐、植物油各适量。

做法：

① 芦笋洗净切段。木耳泡发后用开水焯一下，去蒂，撕成片。葱切碎。

② 炒锅下油烧热，放入葱末爆香，加入芦笋段、木耳片翻炒，炒熟时加入盐调味即可。

营养师建议：芦笋口感很好，但一定要撕掉外皮，否则不易嚼烂。不需要用削皮器，手撕就可以了。

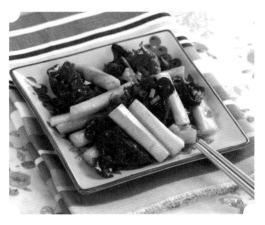

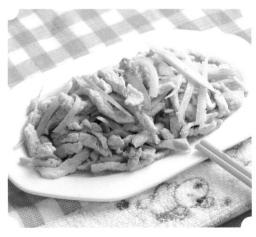

芦笋炒鸡丝

原料：芦笋 200 克，鸡肉 100 克，葱、姜、盐、植物油各适量。

做法：

① 芦笋洗净，切成丝。鸡肉洗净，切丝。

② 葱、姜洗净，切丝。

③ 炒锅烧热，放油，油七成热时放入葱丝、姜丝爆香，下入鸡肉丝炒匀。

④ 放入芦笋丝，翻炒。炒熟时加入盐调味即可。

营养师建议：这道菜不需要放太多的调料，芦笋配鸡肉味道鲜美，口感清爽。

芦笋炒猪瘦肉

原料：芦笋 200 克，猪瘦肉 150 克，蒜、葱、盐、植物油各适量。

做法：

① 猪瘦肉洗净，切成细条状。

② 芦笋洗净，切成斜段。

③ 葱、蒜洗净，分别切丝和片。

④ 炒锅烧热，放油，油七成热时放入葱丝、蒜片爆香，然后放入猪肉条翻炒。

⑤ 肉变色后放入芦笋段翻炒均匀，炒熟后加入盐调味即可。

营养师建议：芦笋尽量在新鲜时食用，否则营养成分极易丢失。储存芦笋应放入保鲜袋，扎紧袋口，放入冰箱冷藏。

延伸阅读

夏季高血压病患者需防脑卒中

　　若血压过高或血压波动较大会导致脑卒中。夏季较热，人易出汗，血液中的水分会被蒸发排出体外，血液黏稠度增大，血流变慢，血压会迅速降低，血压波动过大会导致缺血性脑卒中。另外，高血压病患者不要长期待在空调房里，不能贪凉。

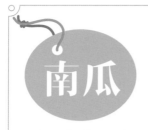

南瓜

辅助降低血压

推荐用量：每餐 100 克

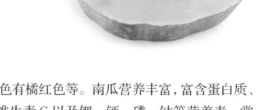

归肾、脾、胃经———
味甘、咸，性寒凉———
适宜老人、体弱者、———
产妇食用

南瓜通常体型较大，外皮较硬，颜色有橘红色等。南瓜营养丰富，富含蛋白质、膳食纤维、胡萝卜素、B 族维生素、维生素 C 以及钾、钙、磷、钴等营养素，常吃南瓜有防治动脉粥样硬化、降低血糖、降低血压等功效。

◎ **对血压调节的好处**

南瓜富含膳食纤维，能防止便秘，促进钠的排泄，降低血压。南瓜属于高钾、高钙、低钠的蔬菜，特别适合高血压病患者食用。南瓜中含有丰富的钴元素，钴能促进造血功能，且是人体胰岛素细胞必需的微量元素，对预防高血压合并糖尿病有较好的效果。

◎ **搭配与宜忌**

✅ **南瓜＋牛肉**

南瓜含有丰富的胡萝卜素，牛肉富含蛋白质。二者搭配食用，不仅能促进胡萝卜素的吸收和利用，还能预防感冒、润肺益气。

✅ **南瓜＋绿豆**

南瓜和绿豆有降血糖的功效，二者搭配，不仅增强降糖效果，还能清热解毒。

✅ **南瓜＋莲子**

二者搭配食用能补气补血、健脾益肾、养心安神。

✅ 肥胖者、中老年人、胃病患者、癌症患者、糖尿病患者宜食用南瓜。

❌ 长期存放、表皮霉烂、瓜瓤有异味的老南瓜不能食用。

影响血压的营养素含量表 （以 100 克食物为例）

可食部	热量	三大营养素			膳食纤维
		脂肪	糖类	蛋白质	
85 克	22 千卡	0.1 克	5.3 克	0.7 克	0.8 克

维生素		矿物质				
维生素 C	烟酸	钾	钙	钠	镁	锌
8 毫克	0.4 毫克	145 毫克	16 毫克	0.8 毫克	8 毫克	0.14 毫克

◎ 这样吃降血压

南瓜粥

原料： 老南瓜 100 克，大米 50 克。

做法：

① 老南瓜洗净，去皮去瓤，切块备用。

② 大米淘洗干净，放入锅中，加适量清水煮粥。

③ 水沸时放入南瓜块，等南瓜、大米熟烂即可食用。

营养师建议： 这款粥细软可口，尤其适合脾胃虚弱、营养不良的人食用。

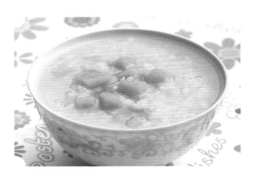

胡萝卜南瓜粥

原料： 大米 50 克，南瓜 100 克，胡萝卜 100 克。

做法：

① 大米洗净，用水浸泡 2 个小时。

② 把南瓜去皮去瓤，切块。胡萝卜洗净，切碎。

③ 锅烧热水，倒入浸泡的米水，熬粥 40 分钟。

④ 放入南瓜块和切碎的胡萝卜，继续边搅拌边熬煮 30 分钟至软烂即可。

营养师建议： 大米浸泡后煮出来的粥更加软烂，口感更好。

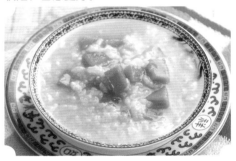

薏米南瓜汤

原料： 薏米 30 克，南瓜 50 克，芹菜 30 克，胡萝卜 30 克，盐适量。

做法：

① 薏米淘净浸泡一夜。南瓜洗净、去皮、切块。芹菜、胡萝卜洗净切小段。

② 锅内加入适量水，放入南瓜块、芹菜段、胡萝卜段、薏米，小火煲汤 20 分钟，加盐调味即可。

营养师建议： 南瓜应在阴凉、干燥处存放，切开的应用保鲜膜包裹放在冰箱里冷藏。

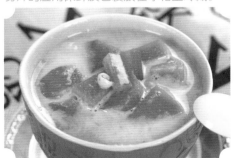

南瓜红枣排骨汤

原料： 南瓜 700 克，猪排骨（大排）500 克，红枣（干）100 克，姜 3 克，盐 3 克。

做法：

① 南瓜去皮、去瓤切厚块。

② 猪排骨放入滚水中煮 5 分钟捞起洗净。红枣洗净、去核。

③ 煲内放入适量水煮沸，放入猪排骨、南瓜块、红枣、姜煲滚，慢火煲 3 小时，加盐调味即可。

营养师建议： 这道汤味美可口，营养丰富，适合高血压病患者食用。

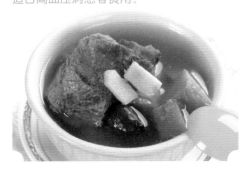

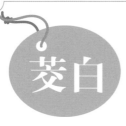

茭白

一般人均可食用。更适宜高血压病患者、黄疸型肝炎患者、产后乳汁缺少的妇女、饮酒过量者

味甘，性寒　　归肝、脾、肺经

富含钾，稳定血压

推荐用量：每餐 50 克（1 根）

茭白是我国特有的水生蔬菜，含有丰富的蛋白质、维生素 B₁、维生素 B₂、维生素 C、维生素 E、维生素 P、膳食纤维、钙、钾以及人体必需氨基酸等，有清暑解烦、利尿的功效，是高血压病、黄疸型肝炎患者的食疗佳品。

◎ **对血压调节的好处**

茭白中富含钾元素，钾不仅能促进钠的排出，还有保护血管的作用，并能补充因服用降压药而流失的钾，尤其适宜高血压病患者食用。茭白营养丰富，能补充人体所需的营养物质，有强壮机体的作用，有助于稳定血压。

◎ **搭配与宜忌**

 茭白 + 芹菜

二者搭配食用有降血压的功效。

 茭白 + 番茄

中医认为茭白味甘、性寒，具有利尿、止渴、解酒的作用。番茄则含有丰富的维生素 C 和一种特殊的物质番茄红素，具有较强的助消化和利尿功能。二者搭配，具有清热解毒、利尿降压的作用。

 茭白 + 蘑菇

茭白味甘，性寒，可解热毒、除烦渴，蘑菇补气益胃、理气化痰。二者搭配，具有清中兼补、不燥不腻的功效。

 脾胃虚寒、腹泻者不宜食用茭白。

影响血压的营养素含量表（以 100 克食物为例）

可食部	热量	三大营养素			膳食纤维
		脂肪	糖类	蛋白质	
74 克	23 千卡	0.2 克	5.9 克	1.2 克	1.9 克

维生素		矿物质				
维生素 C	烟酸	钾	钙	钠	镁	锌
5 毫克	0.5 毫克	209 毫克	4 毫克	5.8 毫克	8 毫克	0.33 毫克

◎ **这样吃降血压**

茭白炒鸡蛋

原料：茭白 100 克，鸡蛋 2 个，葱、盐、植物油各适量。

做法：

① 茭白去皮，洗净，切成丝，放入沸水中焯一下，捞出沥干水分。

② 鸡蛋打散。葱洗净，切丝。

③ 炒锅烧热，放油，油七成热时倒入鸡蛋，炒成鸡蛋块，盛出备用。

④ 炒锅烧热，放油，油七成热时倒入葱丝爆香，然后倒入茭白丝炒熟。

⑤ 倒入鸡蛋块，搅拌均匀，加入盐调味即可食用。

营养师建议：茭白含有较多的草酸，不利于人体对钙的吸收，在食用茭白时宜先用开水焯一下，以除去草酸。

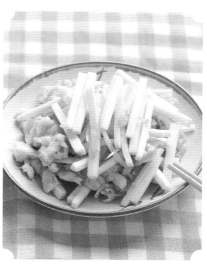

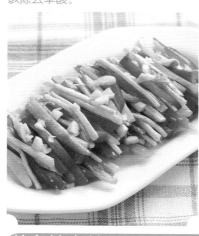

青红椒炒茭白

原料：茭白 100 克，青椒 1 个，红椒 1 个，葱、蒜、盐、植物油各适量。

做法：

① 茭白去皮，洗净，切丝。青椒、红椒洗净，切丝。葱洗净切丝，蒜切末。

② 茭白丝在沸水中焯一下，捞出沥干水分，备用。

③ 炒锅烧热，放油，油七成热时放入蒜末、葱丝，爆出香味。然后放入茭白丝炒软。

④ 加入青椒丝、红椒丝炒至断生，加入盐调味，即可食用。

营养师建议：茭白不可生吃，以免引起姜片虫病。

茭白炒肉丝

原料：猪瘦肉 200 克，茭白 100 克，葱、蒜、酱油、盐、植物油各适量。

做法：

① 茭白去皮，洗净，切片。猪瘦肉洗净，切片。葱洗净切丝，蒜切片。

② 把茭白片在沸水中焯一下，捞出沥干水分备用。

③ 炒锅烧热，倒油，油七成热时放入葱丝、蒜片爆出香味。倒入肉片、酱油，翻炒。

④ 倒入茭白片，翻炒均匀。炒熟后加盐调味，即可食用。

营养师建议：挑选茭白时，以肉肥大、洁白、柔嫩、带甜味者为佳。

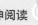

延伸阅读

降压小窍门

　　高血压病患者可在下午 2 点左右食用杏仁或者芋头做的小点心，杏仁和芋头中含有大量的镁，镁能限制钠内流，有降低血压的作用。

蕈藻类

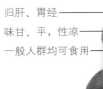

香菇

归肝、胃经
味甘、平，性凉
一般人群均可食用

防治高血压病及心脑血管疾病

推荐用量：每餐 4~5 朵

香菇味道鲜美，营养丰富。香菇中含有丰富的蛋白质、膳食纤维、维生素 B_1、维生素 B_2、维生素 D、铁、钾、磷、镁等营养素，可促进胃肠蠕动，防止便秘，预防高血压病，还能提高机体免疫功能，防癌抗癌。

◎ 对血压调节的好处

香菇含有的天冬素和天冬氨酸具有降血脂、保护血管的功能，有防止血压升高的作用。香菇中的膳食纤维能防止便秘，促进钠的排泄。香菇中的钾元素能对抗钠升血压的不利影响，对血管有保护作用，还有助于减少降压药的用量。

◎ 搭配与宜忌

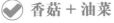 **香菇 + 油菜**

油菜中含有丰富的膳食纤维和维生素，

但蛋白质含量较少，而香菇中蛋白质含量较多，二者搭配，营养更全面，而且还有降脂的作用。

✅ **香菇 + 木瓜**

木瓜中含有木瓜蛋白酶和脂肪酶，与香菇同食具有降压减脂的作用。

✅ **香菇 + 豆腐**

二者搭配，可健脾养胃、增加食欲。

❌ 脾胃虚寒者不可多食香菇。

影响血压的营养素含量表 （以 100 克食物为例）

可食部	热量	三大营养素			膳食纤维
		脂肪	糖类	蛋白质	
香菇（干）100 克	211 千卡	1.2 克	61.7 克	20 克	31.6 克

维生素		矿物质				
维生素 C	烟酸	钾	钙	钠	镁	锌
5 毫克	20.5 毫克	464 毫克	83 毫克	11.2 毫克	147 毫克	8.57 毫克

香菇竹笋汤

原料：香菇5朵，竹笋50克，金针菇100克，生姜、盐各适量。

做法：

① 香菇泡软，去蒂，切厚片；生姜切丝；金针菇洗净，用水焯熟；竹笋剥皮，切厚丝。

② 锅内加入适量清水，放入竹笋丝、生姜丝，小火煲15分钟左右。

③ 放入香菇片、金针菇，小火煮5分钟，加入盐调味即可。

营养师建议：干香菇要用80℃的热水泡发，不要用冷水浸泡。

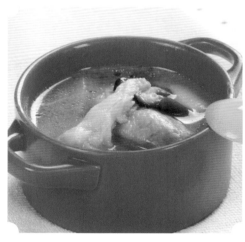

香菇炖鸡翅

原料：鸡翅500克，干香菇10朵，姜片、葱段、盐、料酒、酱油、植物油各适量。

做法：

① 把鸡翅在沸水中略烫一下。将泡发好的香菇去蒂，洗净。

② 在炒锅中倒适量油，约六成热时放入葱段、姜片翻炒，然后放入鸡翅，加料酒、酱油翻炒。

③ 出香味后，倒入泡发香菇的水，并放入香菇，加盐，盖上锅盖，改小火慢炖20分钟即可。

营养师建议：摘下的香菇柄用来烧青菜，也很美味。

香菇白菜羹

原料：大白菜150克，鲜香菇50克，魔芋100克，姜末、盐、水淀粉、植物油各适量。

做法：

① 大白菜洗净，撕成小片；鲜香菇去蒂，洗净，切片；魔芋洗净，切块。

② 锅置火上，倒油烧热，倒入香菇片和魔芋块略炸片刻，捞起沥干。

③ 大白菜片倒入热油中炒软，加入适量水煮开，加盐和姜末调味，放入香菇片、魔芋块，烧沸约2分钟，用水淀粉勾薄芡即可。

营养师建议：鲜香菇在烹调前宜用沸水焯透，以免在烹调时出汤。

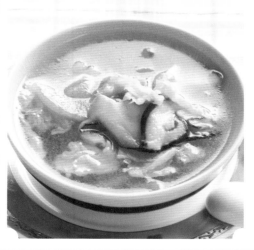

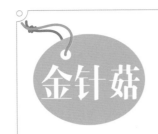

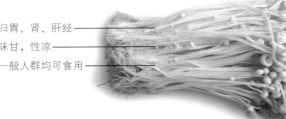

归胃、肾、肝经

味甘，性凉

一般人群均可食用

降血压、降血脂

推荐用量： 每餐 20~30 克

金针菇不仅十分美味，而且还是很好的保健食品。金针菇中含有丰富的人体必需氨基酸，还含有蛋白质、膳食纤维、维生素 B_2、铁、钾、锌、镁等营养成分，可以增强人体对疾病的抵抗力，防病健身，是高血压病、高脂血症患者的食疗佳品。

◎ 对血压调节的好处

金针菇是高钾低钠食物，经常食用含钾丰富的金针菇可以增加体内钾的含量，促进钠的排泄，补充流失的钾。金针菇中的烟酸能够扩张血管，促进血液循环，有降低血压的功效。

◎ 搭配与宜忌

✅ **金针菇＋菠菜**

菠菜中含有丰富的镁元素，有降低血压的作用，而金针菇富含钾和膳食纤维，能够降低胆固醇，防治高血压病。二者搭配食用，能够增强降压作用。

✅ **金针菇＋番茄**

金针菇和番茄都是低脂、低热量食物，且富含钾和维生素，搭配食用有助于高血压病患者降低血压。

✅ **金针菇＋牛肉**

二者搭配不仅可以补充营养，还有抗贫血的功效。

✅ 金针菇有补益气血的作用，有助于妇女产后恢复。

❌ 脾胃虚寒者要少食金针菇。

影响血压的营养素含量表（以 100 克食物为例）

可食部	热量	三大营养素			膳食纤维
		脂肪	糖类	蛋白质	
100 克	26 千卡	0.4 克	6 克	2.4 克	2.7 克

维生素		矿物质				
维生素 C	烟酸	钾	钙	钠	镁	锌
2 毫克	4.1 毫克	195 毫克	—	4.3 毫克	17 毫克	0.39 毫克

◎ **这样吃降血压**

金针菇面

原料：龙须面1小把，金针菇50克，虾仁20克，青菜2棵，植物油、盐、香油各适量。

做法：

① 将金针菇洗净，切成小段，焯熟；青菜切碎；葱切末；虾仁切成小颗粒。

② 油锅热后，放入葱花。

③ 再加适量清水（或肉汤），并放入虾仁粒和碎菜、金针菇，水开后下龙须面。面熟后，滴入几滴香油即可。

营养师建议：新鲜的金针菇中含有秋水仙碱，大量食用会有中毒症状。烹饪时要彻底把金针菇煮熟、煮软。

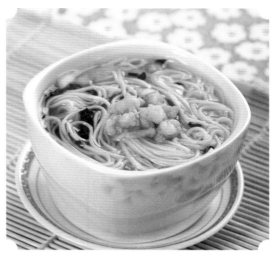

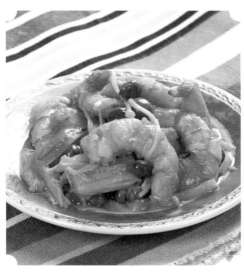

金针菇炒虾仁

原料：金针菇150克，虾仁200克，青豆50克，鸡蛋1个（取蛋清），葱丝、淀粉、黄酒、酱油、植物油、盐各适量。

做法：

① 金针菇切成段，焯熟。虾仁洗净后放入碗里，加蛋清、淀粉、黄酒、盐拌匀。

② 热锅里倒入油，放入葱丝，有香气溢出时，放入虾仁，加适量黄酒煸炒3分钟，加入金针菇段、青豆，放入盐、酱油炒熟后出锅即可。

营养师建议：金针菇中含有一种叫朴菇素的物质，能增强机体对癌细胞的抵抗能力，可以经常食用。

金针菇番茄蛋花羹

原料：金针菇200克，番茄1个，鸡蛋2个，香葱、姜、淀粉、盐、香油、植物油各适量。

做法：

① 金针菇去根洗净，在沸水中焯熟，捞出沥干水分，切段。番茄洗净，切成小块。鸡蛋打散。香葱、姜洗净，切丝。

② 炒锅烧热，倒油，油热时倒入姜丝爆香。倒入番茄块翻炒，将番茄炒出沙。

③ 加入适量清水煮开。

④ 倒入金针菇段，煮约3分钟后，倒入用淀粉勾成的芡汁。

⑤ 淋入蛋液，略煮即可关火。

⑥ 放入盐、香油调味，撒上葱丝，即可食用。

营养师建议：芡汁不要勾得太厚，也可根据个人喜好不加芡汁。

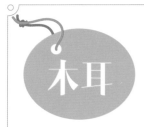

木耳

一般人群均可食用，尤其适合脑血栓、肿瘤患者

归胃、大肠经

味甘，性平

祛脂减肥，防治高血压

推荐用量：每餐 50~70 克（水发）

木耳营养丰富，含有人体必需的 8 种氨基酸，还含有丰富的蛋白质、胡萝卜素、膳食纤维、维生素 B_1、维生素 B_2、铁、钾、磷、钙、镁等营养物质，具有较高的营养价值和一定的药用价值。木耳有清理肠道、补血养阴的功效，也是脑血栓、高血压病、肿瘤患者的食疗佳品。

◎ 对血压调节的好处

木耳含有丰富的维生素和植物胶，能促进胃肠蠕动，有助消化、防止便秘，对高血压病患者有益。木耳中的类核酸物质能有效降低胆固醇，防止血压升高。此外，木耳中丰富的钾元素不仅能增加体内钾的摄入，还有扩张血管的作用，有助于降低血压。

◎ 搭配与宜忌

✔ 木耳 + 黄瓜

黄瓜中维生素 C 含量较高，能增强人体对铁的吸收。

✔ 木耳 + 鸡蛋

木耳中含有较多的膳食纤维，鸡蛋作为动物性食物不含膳食纤维，但含有优质蛋白，二者搭配不但营养素互补，颜色也漂亮。

✔ 木耳 + 银耳

二者搭配食用，降脂排毒功效增强，经常食用可降低血脂、补气润肺。

✔ 尿道结石症患者宜食木耳。

✘ 消化不良者、慢性腹泻者要慎食木耳。

✘ 不要食用鲜木耳，泡发的干木耳可以安全食用。

影响血压的营养素含量表（以 100 克食物为例）

可食部	热量	三大营养素			膳食纤维
木耳（干）100 克	205 千卡	脂肪 1.5 克	糖类 65.6 克	蛋白质 12.1 克	29.9 克

维生素		矿物质				
维生素 C	烟酸	钾	钙	钠	镁	锌
—	2.5 毫克	757 毫克	247 毫克	48.5 毫克	152 毫克	3.18 毫克

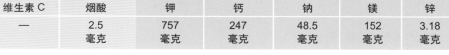

◎ **这样吃降血压**

木耳炒油菜

原料：油菜 300 克，水发木耳 50 克，葱、蒜、姜、盐、植物油各适量。

做法：

① 油菜洗净，切成两段。水发木耳去蒂，撕成小块，焯水后备用。葱洗净，切丝。姜切丝。蒜切片。

② 炒锅烧热，倒油，油七成热时倒入葱丝、姜丝、蒜片爆出香味。

③ 下入油菜和焯过水的木耳块，翻炒均匀。

④ 加盐调味，即可食用。

营养师建议：木耳中铁的含量较为丰富，常吃对缺铁性贫血有益处。

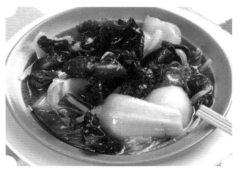

木耳炒鸡蛋

原料：木耳 20 克，鸡蛋 2 个，葱、蒜、盐、植物油各适量。

做法：

① 将木耳泡发，洗净，沥干水分，去蒂，撕成小朵，备用。鸡蛋磕入碗内，打散备用。

② 葱洗净，切丝。蒜切片。

③ 炒锅烧热，倒油，油五成热时倒入鸡蛋，炒成鸡蛋块，盛出备用。

④ 炒锅烧热，把炒鸡蛋的剩油烧热，倒入葱丝、蒜片爆香。

⑤ 倒入木耳，翻炒一会儿，再放入鸡蛋，翻炒均匀，加入盐调味即可。

营养师建议：木耳水发技巧——用淘米水泡发木耳，木耳又厚又大又柔软；再在烧开的水里面焯一下，可杀菌消毒。

凉拌木耳

原料：水发木耳 30 克，黄瓜 100 克，熟白芝麻 5 克，蒜、盐、香油各适量。

做法：

① 将木耳根蒂去掉、洗净，撕小朵；黄瓜洗净切丁；蒜切粒。

② 将木耳放入开水中焯烫熟，捞起沥干水分，盛盘，加入黄瓜丁、熟白芝麻、蒜粒、盐、香油拌匀即可。

营养师建议：拌木耳清爽可口，制作方便。

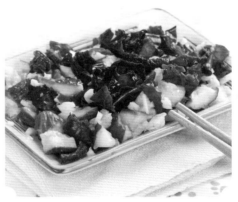

木耳拌豆芽

原料：水发木耳 50 克，黄豆芽 200 克，盐、醋、香油各适量。

做法：

① 水发木耳去根，洗净，撕成小朵，放入沸水中焯熟，捞出沥干水分。

② 黄豆芽择洗干净，放入沸水中焯熟，捞出沥干水分。

③ 取小碗，加盐、醋、香油搅拌均匀，制成调味汁。

④ 取盘，放入木耳和黄豆芽，淋上调味汁拌匀即可。

营养师建议：生黄豆芽食用后会引起恶心、呕吐等症状，所以黄豆芽一定要焯熟后再食用。

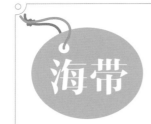

海带

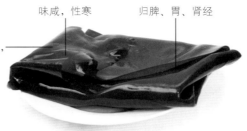

味咸，性寒　　　归脾、胃、肾经

一般人群均可食用，尤其适合碘缺乏者

祛脂降压，减少血管硬化

推荐用量：每餐 150~200 克（水发海带）

海带是一种营养价值很高的蔬菜，含有丰富的膳食纤维、维生素 B_1、维生素 B_2、钙、镁、磷、钾、铁、锌、碘、硒、昆布素、褐藻酸、甘露醇等营养成分，素有"长寿菜""海上蔬菜""含碘冠军"的美誉。

◎ 对血压调节的好处

海带所含的昆布素有清除血脂的作用，能降低血中胆固醇的含量，有预防血压升高的功效。海带中含有的褐藻酸和甘露醇也有明显的降压功效。海带中钾含量丰富，能促进钠从尿液中排泄，降低钠的浓度，对抗钠对血压的不利影响，保护血管，还有助于减少降压药的用量。另外，海带中的多糖类物质对高血压并发冠心病、血脂异常的患者也有益处。

◎ 搭配与宜忌

✅ 海带 + 富含维生素 C 的食物

海带中缺乏维生素 C，但富含铁，与富含维生素 C 的食物搭配食用能促进铁元素的吸收，尤其适合贫血者食用。

✅ 海带 + 豆腐

豆腐营养丰富，含皂角苷成分，能抑制脂肪的吸收，促进脂肪分解。但皂角苷会造成机体碘的缺乏，而海带中富含人体必需的碘，二者同食，可使体内碘元素处于平衡状态。

❌ 干海带中含有有毒元素——砷，食用前要用清水浸泡 2~3 小时，中间换 2 次水，彻底清除有害物质，避免损害健康。

影响血压的营养素含量表（以 100 克食物为例）

可食部	热量	三大营养素			膳食纤维
		脂肪	糖类	蛋白质	
100 克	12 千卡	0.1 克	2.1 克	1.2 克	0.5 克

维生素		矿物质				
维生素 C	烟酸	钾	钙	钠	镁	锌
—	1.3 毫克	246 毫克	46 毫克	8.6 毫克	25 毫克	0.16 毫克

◎ 这样吃降血压

海带豆腐

原料： 豆腐 200 克，海带 100 克，姜、盐、植物油各适量。

做法：

① 豆腐洗净，切块。海带洗净，切丝。姜洗净，切片。

② 炒锅烧热，倒油，油热时倒入豆腐块，煎一会儿。

③ 加适量清水，放入海带丝、姜片。

④ 水煮开后，转小火煮约半小时，加入盐调味，即可食用。

营养师建议： 吃海带后不要马上喝茶，也不要吃酸涩的水果，以免阻碍铁的吸收。

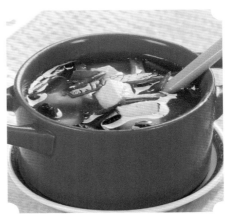

香芹炝海带

原料： 香芹 50 克，水发海带 100 克，蒜、花椒、干辣椒、盐、植物油各适量。

做法：

① 香芹择洗干净，切成寸段，用加了盐和油的开水焯一下，捞出过凉，控水。

② 水发海带在开水中焯一下，捞出过凉，控水。

③ 把香芹段和海带丝拌在一起。蒜切末，放在上面。

④ 炒锅烧热，倒油，油三四成热时放入花椒和干辣椒煸一下，关火，去掉花椒和干辣椒。

⑤ 把剩下的油趁热倒在蒜末上，加盐，搅拌均匀即可食用。

营养师建议： 这道菜还可根据个人口味加醋或麻油等，会有不一样的口感。

海带炖排骨

原料： 猪排骨 500 克，水发海带 300 克，盐、料酒、葱段、姜片各适量。

做法：

① 猪排骨洗净，入开水（放适量料酒）焯一遍；水发海带洗净，切丝。

② 将猪排骨、海带丝、葱段、姜片放入砂锅，加适量水，大火烧开，撇去浮沫，再用小火继续炖至烂熟，放入盐调味即可。

营养师建议： 海带和肉一起食用，能减少脂肪在体内的积存。

延伸阅读

高血压病患者夏季饮食注意事项

夏季，人体的消化功能容易减弱，不要暴食冷饮，更要注意饮食卫生。应多吃清淡爽口、少油腻、易消化的食物，以免肠胃不适。

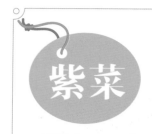

紫菜

归肺经

味甘、咸，性寒

一般人群均可食用

降低胆固醇，预防高血压病

推荐用量：每餐 5~15 克

紫菜是一种藻类植物，营养价值高，富含碘、蛋白质、维生素 A、维生素 C、维生素 D、维生素 B_1、维生素 B_2、胡萝卜素、烟酸、氨基酸、铁、钾、磷、钙、镁等营养成分，可降低胆固醇，促进新陈代谢，提高机体免疫力。

◎ 对血压调节的好处

紫菜中的镁能显著降低血清中的胆固醇含量，并能抑制人体吸收胆固醇，从而预防高血压病。紫菜中钾、钙含量也很高，对血压调节有好处，适宜高血压病患者食用。另外，紫菜中的多糖可促进淋巴细胞转化，提高机体免疫功能。

◎ 搭配与宜忌

✓ 紫菜 + 豆腐

豆腐含皂角苷成分，能抑制脂肪的吸收，促进脂肪分解。但皂角苷会造成机体碘的缺乏，而紫菜中含碘丰富，会诱发甲状腺肿大，二者同食，可使体内碘元素处于平衡状态。

✓ 紫菜 + 虾皮

虾皮富含钙，促进紫菜中铁的吸收，预防贫血，还能增强体质。

✗ 消化功能不良、腹泻者不要食用。

✗ 紫菜性寒，不适合身体虚弱、体寒的人食用。如果配合肉类烹调，则可降低它的寒性。

影响血压的营养素含量表（以 100 克食物为例）

可食部	热量	三大营养素			膳食纤维
		脂肪	糖类	蛋白质	
100 克	207 千卡	1.1 克	44.1 克	26.7 克	21.6 克

维生素		矿物质				
维生素 C	烟酸	钾	钙	钠	镁	锌
2 毫克	7.3 毫克	1796 毫克	264 毫克	711 毫克	105 毫克	2.47 毫克

◎ **这样吃降血压**

紫菜豆腐肉片汤

原料： 紫菜（干）12 克，北豆腐 150 克，猪瘦肉 90 克，酱油、醋、盐、香油各适量。

做法：

① 紫菜浸洗去砂质后捞起。猪瘦肉切片腌一下。北豆腐切块。

② 锅中加水烧开，倒入紫菜、北豆腐块、肉片，再开时，加少许酱油、醋、盐，淋入香油即成。

营养师建议： 紫菜使用前要用清水泡发，尽量清除污物，以免对人体造成伤害。

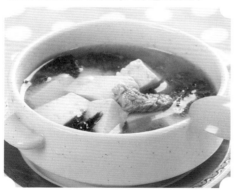

紫菜鸡蛋汤

原料： 紫菜 2 克，鸡蛋 2 个，葱、盐、香油各适量。

做法：

① 紫菜泡开，洗净。鸡蛋打散，加点盐。葱切碎。

② 锅中放水，水开后，将火关小，将打好的蛋液围绕中间沸腾的水倒入。

③ 加入洗好的紫菜，加点盐、香油、葱花即可食用。

营养师建议： 紫菜与鸡蛋做汤同食，可补充维生素 B_{12} 和钙质。

紫菜粥

原料： 大米 100 克，紫菜 15 克，猪瘦肉 50 克，葱、盐、香油各适量。

做法：

① 紫菜撕成小块备用。猪瘦肉洗净切末。葱洗净，切末。大米淘洗干净。

② 锅中加水，煮沸后把大米放入煮成粥，然后将肉末、紫菜、盐一起放入粥中再煮一会儿。

③ 出锅时淋上香油、拌入葱末即可食用。

营养师建议： 紫菜容易返潮变质，应在密闭、干燥、阴凉的环境中存放。

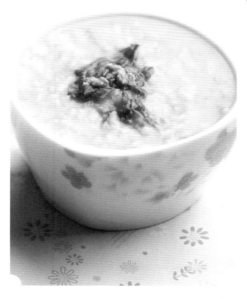

延伸阅读

高血压病患者可用蜂蜜代替白糖

　　蜂蜜营养丰富，主要成分为葡萄糖和果糖，还有少量的麦芽糖、蔗糖、树胶、含氮化合物、有机酸及铁、锰等矿物质，有润肠通便的功效，能减少高血压心脏病突发事件的概率。此外，蜂蜜中含有的多种维生素、矿物质可以调血脂，降胆固醇。

肉蛋类

牛肉

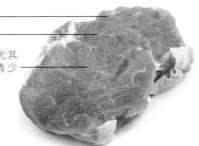

归脾、胃经
味甘，性平
一般人群均可食用，尤其适合生长发育期的青少年、病后体虚者

降低高血压的发病率
推荐用量： 每天 60 克

牛肉味甘、性平，营养丰富，富含优质蛋白质、维生素 A、维生素 B_1、维生素 B_2、维生素 B_6、烟酸、镁、锌、磷、铁等营养物质，有健脾胃、补气血、强筋骨的功效，也特别适合肥胖者、高血压病患者、血管硬化者、冠心病患者和糖尿病患者食用。

◎ 对血压调节的好处

牛肉所含的必需氨基酸较多，而含胆固醇和脂肪较低，对预防高血压病有好处。牛肉中富含锌元素，增加锌的摄入量能防止因镉增高而诱发的高血压病。另外，钾元素含量丰富，能促进体内的钠从尿液中排出，可增加钾浓度，保护血管，从而有效降低血压。

◎ 搭配与宜忌

✔ 牛奶 + 土豆

土豆中蛋白质、无机盐和维生素的含量相对较低。而牛肉富含优质蛋白质，弥补了土豆的不足，而土豆则提供了足够的热量，两者合理搭配，大大提高了营养价值。

✔ 牛奶 + 南瓜

牛肉中不含维生素 C，而南瓜中维生素 C 含量丰富，二者搭配，可提高营养价值，健胃补气。

影响血压的营养素含量表（以 100 克食物为例）

可食部	热量	三大营养素			膳食纤维
		脂肪	糖类	蛋白质	
100 克	106 千卡	2.3 克	1.2 克	20.2 克	—

维生素		矿物质				
维生素 C	烟酸	钾	钙	钠	镁	锌
—	6.3 毫克	284 毫克	9 毫克	53.6 毫克	21 毫克	3.71 毫克

苋菜牛肉汤

原料：苋菜 200 克，牛肉 100 克，蒜、酱油、白砂糖、玉米淀粉、花生油、食盐各适量。

做法：

① 苋菜洗净摘短。蒜捣碎。牛肉洗净，抹干切片，用酱油、白砂糖、玉米淀粉腌 10 分钟。

② 将牛肉片焯一下，至半熟捞起，沥干。

③ 烧热锅，下花生油半汤匙，爆香蒜蓉，加水适量煮开。

④ 放入苋菜，煮至软烂。然后下牛肉煮熟。加食盐调味即可。

营养师建议：苋菜有"长寿菜"的美称，其所含的蛋白质比牛奶更容易被人体吸收。常食苋菜可提高人体免疫力，有利于人体健康。

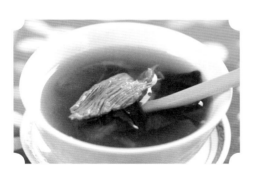

牛肉炒洋葱

原料：牛肉 200 克，洋葱一个，盐、酱油、淀粉、料酒、植物油各适量。

做法：

①牛肉洗净，逆着横纹切成片。洋葱剥去老皮，切成片。

② 牛肉盛入碗中，用盐、料酒、淀粉、酱油腌制 10 分钟。

③ 炒锅烧热，放油，油七成热时倒入腌好的牛肉片，炒散。

④牛肉炒好后放入洋葱片，大火炒，加适量盐。炒熟后，出锅即可食用。

营养师建议：洋葱有降血压的作用，与牛肉搭配食用，营养更丰富。

胡萝卜炖牛肉

原料：牛肉 200 克，胡萝卜 1 根，葱、姜、蒜、盐、酱油、淀粉、料酒、植物油各适量。

做法：

① 牛肉洗净，切块，盛入碗中，用盐、酱油、料酒、淀粉腌制 10 分钟。

② 胡萝卜洗净，切片。葱洗净切丝；姜、蒜洗净切片。

③ 炒锅烧热，倒油，油热时倒入葱丝、姜片、蒜片爆香。倒入腌好的牛肉块，翻炒。

④ 倒入胡萝卜片，翻炒均匀。加适量酱油。

⑤ 锅中加水适量，炖半小时左右，出锅即可食用。

营养师建议：牛肉不易熟烂，烹制时放一个山楂、一块橘皮或一点茶叶，可使牛肉更快熟烂。

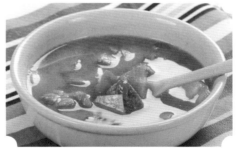

芹菜炒牛肉

原料：牛肉 150 克，芹菜 100 克，香菜 5 克，姜、蒜、酱油、盐、植物油各适量。

做法：

① 将牛肉洗净，切成丝。香芹去掉根和叶子，洗净，切成约 3 厘米的段。

② 香菜洗净切段，姜切丝，蒜切片。

③ 炒锅烧热，放油，油七成热时倒入姜丝、蒜片爆出香味。

④ 放入牛肉丝翻炒，倒入酱油，继续炒熟。

⑤ 放入芹菜段，翻炒均匀，加适量盐调味，继续炒至芹菜断生即可，出锅前撒上香菜段。

营养师建议：牛肉的纤维组织较粗，应横切，将长纤维组织切断，不然无法入味还嚼不烂。

鸡肉

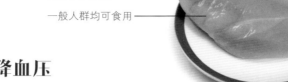

归脾、胃经
味甘，性微温
一般人群均可食用

扩张血管，降血压

推荐用量： 每天 80~100 克

鸡肉营养丰富，含有不饱和脂肪酸、蛋白质、维生素 A、维生素 B_6、维生素 B_{12}、维生素 D、维生素 K 及磷、铁、铜、锌等营养素，被誉为"禽肉之首""营养之源"，有补精添髓、滋阴补血、增强体力的功效。

◎ 对血压调节的好处

研究表明，鸡肉中的胶原蛋白可使血管舒张，血容量减少，有助于降低血压。鸡肉中的烟酸含量丰富，能降低体内胆固醇和甘油三酯含量，有降低血压的作用。钾元素能促进钠的排泄，减少钠对血压的不利影响。鸡肉非常适合身体虚弱的高血压病患者食用。

◎ 搭配与宜忌

✅ **鸡肉 + 山楂**

鸡肉富含优质蛋白质，而山楂富含 B 族维生素，二者搭配能促进人体对蛋白质的吸收。

✅ **鸡肉 + 栗子**

栗子具有很高的营养价值，与鸡肉搭配可补肾虚、益脾胃，适合于肾虚患者食用，也是健康人强身补体的上佳选择。

✅ **鸡肉 + 竹笋**

鸡肉性温，竹笋性微寒，二者搭配可暖胃益气，尤其适合肥胖者食用。

✅ **鸡肉 + 魔芋**

二者搭配做菜具有温中补气、补虚损、降糖的功效。

✅ 煲汤时最好除去鸡皮，以免摄入过多的脂肪。

❌ 鸡臀尖腺体中含有害物质较多，应该弃掉不要。

影响血压的营养素含量表（以 100 克食物为例）

可食部	热量	三大营养素			膳食纤维
		脂肪	糖类	蛋白质	
100 克	167 千卡	9.4 克	1.3 克	19.3 克	—

维生素		矿物质				
维生素 C	烟酸	钾	钙	钠	镁	锌
—	5.6 毫克	251 毫克	9 毫克	63.3 毫克	19 毫克	1.09 毫克

◎ **这样吃降血压**

板栗烧鸡肉

原料： 鸡肉 500 克，板栗 150 克，葱、姜、盐、淀粉、料酒、香油、植物油各适量。

做法：

① 鸡肉洗净，剁成小方块。

② 板栗肉洗净，沥干水分。葱洗净，切成段；姜洗净，切丝。

③ 炒锅烧热，油烧至六成熟，放入板栗肉炸成金黄色，倒入漏勺滤油。

④ 烧热油锅，至八成热，下鸡块煸炒，至水干，下料酒，再放入姜丝、盐焖 3 分钟左右。

⑤ 将炒锅里的鸡块连汤一同倒入砂锅，放小火上煨至八成烂时，加入炸过的板栗肉，继续煨至软烂，再放入葱段，煮开，用淀粉勾芡，淋入香油即可。

营养师建议： 这道菜能补肾强身，提高机体免疫力。适用于高血压病、高脂血症患者食用。

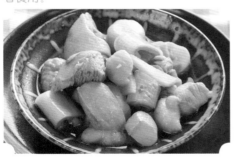

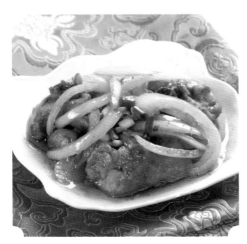

香菇鸡丝粥

原料： 鸡胸肉 100 克，大米 50 克，胡萝卜 50 克，鲜香菇 2 朵，盐、葱各适量。

做法：

① 大米淘洗干净，用清水浸泡约 1 小时。

② 鸡胸肉洗净，切丝。胡萝卜、鲜香菇洗净，切丁。葱洗净，切碎。

③ 锅中加水，先把大米煮成粥，然后放入鸡肉丝、胡萝卜丁、香菇丁一起煮熟。

④ 加入盐和葱花调味。

营养师建议： 这道粥软烂可口，尤其适合脾胃虚弱的高血压病患者食用。

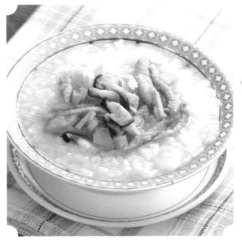

洋葱炒鸡肉

原料： 鸡腿肉 200 克，洋葱 1 个，葱、姜、盐、酱油、植物油各适量。

做法：

① 鸡腿肉洗净切小块。洋葱去老皮，切丝。葱、姜洗净，切碎。

② 炒锅烧热，倒油，油七成热时放入葱花、姜末爆香。

③ 放入鸡肉块，倒入酱油，翻炒。

④ 鸡肉变色后，放入洋葱丝，炒至断生。

⑤ 加入盐调味即可。

营养师建议： 这道菜可促进消化，降血压，降血脂，防癌抗癌。

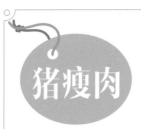

猪瘦肉

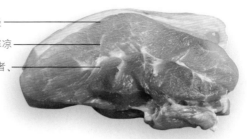

归肾、脾、胃经

味甘、咸，性寒凉

适宜老人、患者、产妇食用

抑制血管收缩，降低血压

推荐用量： 每天 80~100 克

猪瘦肉是日常生活的主要肉类，富含蛋白质、B族维生素、钙、磷、铁等营养成分，有滋阴润燥、补虚强身、预防贫血的功效。一般人均可食用，尤其适用于头晕、贫血以及营养不良者。

◎ 对血压调节的好处

猪瘦肉中富含B族维生素，具有抑制血管收缩，降低血压的功效。猪瘦肉中烟酸含量丰富，能降低体内胆固醇，促进血液循环，降低血压。此外，钾的含量也非常丰富，钾能够替换出体内的钠元素，及时补充钾，有助于降低血压。

◎ 搭配与宜忌

✔ 猪瘦肉 + 黄瓜

黄瓜味甘、性凉，有清热、利尿的功效，猪瘦肉滋阴润燥、补中益气。二者搭配，具有清热解毒、滋阴润燥的功效。适合于烦热、阴虚干咳、体虚、乏力、营养不足、便秘者。

✔ 猪瘦肉 + 莲藕

藕味甘、性寒，具有健脾开胃、益血生肌的功效，配以滋阴润燥、补中益气的猪瘦肉，可为人体提供丰富的营养元素，具有滋阴补血、健脾胃的功效。适合于体倦、乏力、瘦弱、干咳、口渴者。

✔ 猪瘦肉 + 大蒜

猪瘦肉富含维生素 B_1，若在吃猪瘦肉时吃些大蒜可延长维生素 B_1 在人体内的停留时间，有利于促进血液循环，消除人体疲劳。

✔ 猪肉长时间炖煮后脂肪会减少，胆固醇含量会大大降低，故宜长时间炖煮。

✘ 湿热偏重，痰湿偏盛者不宜多食猪肉。

影响血压的营养素含量表 （以100克食物为例）

可食部	热量	三大营养素			膳食纤维
		脂肪	糖类	蛋白质	
100 克	143 千卡	6.2 克	1.5 克	20.3 克	—

维生素		矿物质				
维生素C	烟酸	钾	钙	钠	镁	锌
—	5.3 毫克	305 毫克	6 毫克	57.5 毫克	25 毫克	2.99 毫克

猪瘦肉炒黄瓜

原料： 猪瘦肉 150 克，黄瓜 250 克，葱、姜、蒜、盐、酱油、植物油各适量。

做法：

① 猪瘦肉洗净，切片。黄瓜洗净，切片。

② 葱洗净，切丝。姜洗净，切片。蒜切片。

③ 炒锅烧热，倒油，油热时倒入葱丝、姜片、蒜片爆出香味。

④ 倒入猪瘦肉片，随后倒入酱油翻炒。

⑤ 猪瘦肉变色后，加入黄瓜片翻炒均匀。

⑥ 炒熟后，加入盐调味即可。

营养师建议： 这道菜味道清香，一般人均可食用，有便秘的高血压病患者尤为适宜。

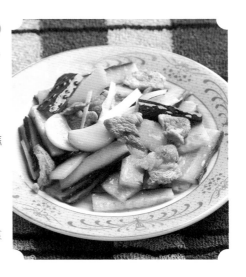

莴笋炒肉片

原料： 莴笋 300 克，猪瘦肉 150 克，植物油、酱油、料酒、盐、醋、蛋清、淀粉、葱段、姜片各适量。

做法：

① 莴笋去皮切薄片；猪瘦肉切片，加入料酒、蛋清及盐、酱油拌匀，然后加适量淀粉抓匀上浆。

② 锅中放油烧热，爆香葱段和姜片，再加入猪瘦肉片翻炒。

③ 放入莴笋片，加入醋、盐、酱油一起翻炒，快熟时，加少许水淀粉勾芡即可。

营养师建议： 这道菜具有清热除烦，滋阴益气的功效，适合高血压病、高血脂患者食用。

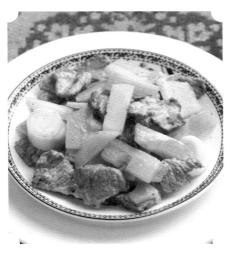

木耳炒肉

原料： 木耳 250 克，猪瘦肉 150 克，青、红辣椒各半个，植物油、香葱、姜、蒜、盐、酱油、辣椒油各适量。

做法：

① 木耳、猪瘦肉切小片；青、红辣椒切丝；香葱切段，姜、蒜切片。

② 锅内放油，下姜片、蒜片爆炒出香味；下猪瘦肉片爆炒变色，放酱油调味；下青辣椒丝、红辣椒丝、木耳片，加盐、少许辣椒油大火快炒至熟，起锅前加葱段即可。

营养师建议： 这道菜具有补虚润燥的功效。

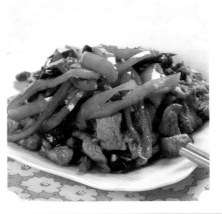

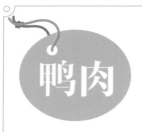

鸭肉

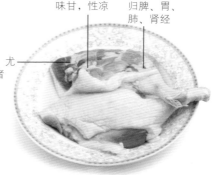

味甘，性凉

归脾、胃、肺、肾经

一般人均可食用，尤其适合体虚内热者

缓解高血压症状

推荐用量：每天 60~80 克

鸭肉富含蛋白质、维生素 A、B 族维生素、维生素 E、铁、钾、铜、锌等多种营养素，饱和脂肪酸、胆固醇含量较低，且味甘、性凉，有滋阴、补虚、养胃、利水的功效。

◎ 对血压调节的好处

鸭肉中含有的烟酸能够降低体内胆固醇和甘油三酯的含量，可以起到降低血压的作用。鸭肉中的钾能对抗钠对血压的不利影响，保护血管，有助于降低血压。

◎ 搭配与宜忌

✓ 鸭肉 + 山药

二者都有补阴的作用，搭配食用可滋阴补肺。

✓ 鸭肉 + 沙参

二者搭配有滋阴润燥、养胃生津的功效。

✓ 凡体内有热者适宜食鸭肉，体质虚弱、大便干燥和水肿的人食之更为有益。

◎ 这样吃降血压

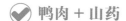
山药炖鸭肉

原料：鸭肉 500 克，山药 200 克，红枣、枸杞子、葱、姜、盐各适量。

做法：

① 将鸭肉洗净后切块（所有皮和肥肉都去掉，这样吃起来不油腻），入冷水中煮开，关火捞出鸭肉，用冷水反复冲洗 2~3 次。

② 葱洗净，切丝，姜洗净，切片。山药洗净去皮，切块。

③ 锅中加冷水，放入鸭肉块、葱丝、姜片。大火烧开后转小火炖 50 分钟。

④ 加盐调味，放入山药块、枸杞子、红枣，再炖 10 分钟，即可出锅食用。

营养师建议：鸭肉对心脏健康有益，而山药有滋补功效，二者搭配，营养加倍。

影响血压的营养素含量表（以 100 克食物为例）

可食部	热量	三大营养素			膳食纤维
		脂肪	糖类	蛋白质	
68 克	240 千卡	19.7 克	0.2 克	15.5 克	—

维生素		矿物质				
维生素 C	烟酸	钾	钙	钠	镁	锌
—	4.2 毫克	191 毫克	6 毫克	69 毫克	14 毫克	1.33 毫克

高血压吃什么宜忌速查

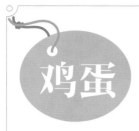

鸡蛋

辅助治疗高血压病

推荐用量： 每天 1 个

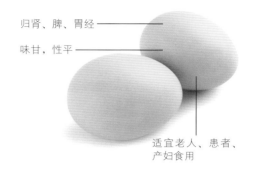

归肾、脾、胃经

味甘，性平

适宜老人、患者、产妇食用

鸡蛋是最好的营养来源之一，含有丰富的维生素 A、B 族维生素、蛋白质和人体必需的氨基酸、铁、钾、锌、硒等营养素，并且鸡蛋清具有低脂肪、低胆固醇的特点，是高血压病患者的理想食物。

◎ **对血压调节的好处**

鸡蛋中的蛋白质能够改善血液循环和血压状态，可辅助降低血压，降低心脑血管疾病的发病率。鸡蛋清对有头晕脑涨、咳嗽咳痰及睡眠不安症状的患者有辅助调养作用。

◎ **搭配与宜忌**

✅ **鸡蛋＋富含维生素 C 的食物**

二者搭配可补充鸡蛋中缺乏的维生素 C，使营养更加丰富。

✅ 煎鸡蛋虽然美味，但水煮鸡蛋营养流失最少。

❌ 患有高血压合并冠心病患者最好少吃蛋黄。

◎ **这样吃降血压**

丝瓜炒鸡蛋

原料： 丝瓜 300 克，鸡蛋 2 个，姜、葱、盐、植物油各适量。

做法：

① 丝瓜削皮，洗净，切成块。鸡蛋洗净，打散。姜、葱洗净，姜切片，葱切碎。

② 炒锅烧热，倒油，把鸡蛋炒成块，盛出备用。

③ 在锅内的余油中放入姜片、葱末爆出香味。

④ 倒入丝瓜块，加入适量盐，炒至断生。

⑤ 倒入炒好的鸡蛋，搅拌均匀，盛出即可食用。

营养师建议： 烹调鸡蛋时不要放酱油等重口味调料，以免掩盖鸡蛋的鲜味。

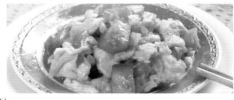

影响血压的营养素含量表（以 100 克食物为例）

可食部	热量	三大营养素			膳食纤维
		脂肪	糖类	蛋白质	
88 克	144 千卡	8.8 克	2.8 克	13.3 克	—

维生素		矿物质				
维生素 C	烟酸	钾	钙	钠	镁	锌
—	0.2 毫克	154 毫克	56 毫克	132 毫克	10 毫克	1.1 毫克

水产类

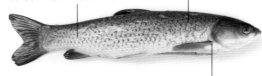

草鱼

一般人均可食用，尤其适合
胃寒体质、久病虚弱者

归肝、胃经

味甘，性温

富含不饱和脂肪酸，对血液循环有利

推荐用量：每天 50 克

草鱼肉鲜美，营养丰富，含有丰富的不饱和脂肪酸和钾、硒等营养物质。一般人群均可食用，尤其适宜虚劳、风虚头痛、肝阳上亢型高血压、头痛、心血管病患者。草鱼也具有开胃、滋补的功效，身体瘦弱、食欲缺乏的人要常食用。

◎ **对血压调节的好处**

草鱼中丰富的不饱和脂肪酸可改善血液循环，降低血液黏稠度，预防心血管疾病，辅助降低血压。另外，草鱼中钾元素含量丰富，钾可促进体内钠的排泄，对抗钠对血压的不利影响，减少降压药的用量。

◎ **搭配与宜忌**

✔ **草鱼 + 豆腐**

中医认为，草鱼具有补中健胃、利水消肿的功效。草鱼炖豆腐，营养吸收更好，可作为冠心病、血脂较高、小儿发育不良、水肿、肺结核、产后乳少等患者的食疗菜肴。

✘ 草鱼性温，一次不宜吃太多，以免诱发疮疖。

✘ 鱼胆有毒不能吃，且胆汁溅入眼中会导致失明，烹调时应注意。

影响血压的营养素含量表（以 100 克食物为例）

可食部	热量	三大营养素			膳食纤维
58 克	113 千卡	脂肪	糖类	蛋白质	—
		5.2 克	—	16.6 克	

维生素		矿物质				
维生素C	烟酸	钾	钙	钠	镁	锌
—	2.8 毫克	312 毫克	38 毫克	46 毫克	31 毫克	0.87 毫克

清炖草鱼

原料：草鱼 500 克，香菇 2 朵，葱、姜、蒜、盐、植物油各适量。

做法：

① 香菇、姜、蒜洗净，切碎。葱切丝。

② 将草鱼收拾干净，切成段。在鱼身上抹盐，腌制一会儿。

③ 锅烧热，倒油，油热时倒入葱丝、姜末、蒜末爆出香味，然后把鱼块放入略煎一下，加入适量水，放入香菇末，煮熟后即可食用。

营养师建议：可根据个人口味，选择不同的调味料来烹制。草鱼本身味道已很鲜美，调味料不可用太多，以免掩盖鱼的鲜香。

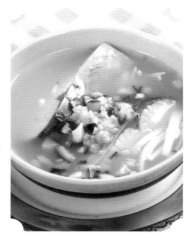

草鱼豆腐

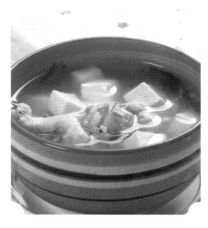

原料：草鱼 1 条，豆腐 200 克，葱、姜、蒜、醋、盐、植物油各适量。

做法：

① 草鱼清洗干净，剁成块。豆腐切块。

② 葱、姜、蒜洗净，切碎。

③ 炒锅烧热，倒油，油七成热时倒入鱼段，略煎。

④ 煎至金黄色时，倒入葱末、姜末、蒜末、醋，小火炖。

⑤ 鱼肉熟后加少量水，放入豆腐块，继续炖 2 分钟即可。

⑥ 出锅时放入盐调味，即可食用。

营养师建议：炖的时间不要太长，以免鱼肉煮散。

炒草鱼片

原料：草鱼肉 80 克，鸡蛋 1 个，植物油 5 克，山药、香菇、葱丝、姜丝、水淀粉、料酒、盐各适量。

做法：

① 将草鱼肉洗净，切成片，放入蛋清、水淀粉上浆；将山药洗净，切丁；香菇洗净，去柄，切丁。

② 用油滑炒草鱼片，待鱼肉变色，盛出沥油。

③ 锅内放少许油，放入葱丝、姜丝炒香，放入山药丁和香菇丁，加炒好的草鱼片，最后加料酒、盐调味即可。

营养师建议：较小的草鱼肉质太软，口感不佳，最好购买大一点的草鱼，肉质比较紧密。

延伸阅读

降压小窍门

用热姜水浸泡双脚，可使血管扩张，血压下降。当血压升高时，可用热姜水泡脚 15 分钟左右。

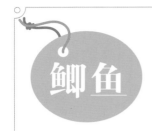

鲫鱼

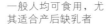
一般人均可食用，尤其适合产后缺乳者

归脾、胃、大肠经

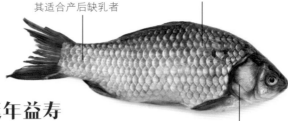

味甘，性温

降血压、降血脂，延年益寿

推荐用量：每天 40 克

　　鲫鱼肉质细嫩，味道鲜美，营养价值较高，含有丰富的蛋白质、维生素、钙、磷、铁等矿物质。鲫鱼的药用价值也很高，具有和中补虚、除湿利水、温胃进食的功效，对脾胃虚弱、水肿、溃疡、气管炎、糖尿病、高血压病有很好的滋补食疗作用。

◎ 对血压调节的好处

　　鲫鱼所含的蛋白质质优、齐全，容易消化吸收，是高血压病患者良好的蛋白质来源，常吃能够增强抗病能力。鱼类含有的不饱和脂肪酸可改善血液循环，对防治高血压及其并发症有益处。鲫鱼中还含有丰富的钾、钙元素，均能减轻钠对血压的不利影响，有利于降血压。

◎ 搭配与宜忌

 鲫鱼 + 山药

中医认为，山药健脾补益、滋精固肾，鲫鱼和中补虚，二者搭配，可滋阴补肾、壮阳补气。

 鲫鱼 + 豆腐

鲫鱼含有丰富的动物蛋白和钙，豆腐含大量植物蛋白，有利于钙质吸收，两者结合营养互补。

 鲫鱼 + 陈皮

用陈皮和鲫鱼煮汤，有温中散寒、补脾开胃的功效，适宜胃寒腹痛、食欲缺乏、消化不良、虚弱无力者。

 产后缺乳者，脾胃虚弱者，痔疮、慢性腹泻者，水肿者宜食鲫鱼。

 鲫鱼煎炸食疗功效会大打折扣，清蒸或做汤营养效果最佳。

影响血压的营养素含量表（以 100 克食物为例）

可食部	热量	三大营养素			膳食纤维
		脂肪	糖类	蛋白质	
54 克	108 千卡	2.7 克	3.8 克	17.1 克	—

维生素		矿物质				
维生素 C	烟酸	钾	钙	钠	镁	锌
—	2.5 毫克	290 毫克	79 毫克	41.2 毫克	41 毫克	1.94 毫克

高血压吃什么宜忌速查

鲫鱼奶锅汤

原料: 鲜鲫鱼 2 条,白萝卜 150 克,植物油、葱段、姜片、盐各适量。

做法:

① 鲜鲫鱼去鳞、鳃及内脏后洗净,切段。白萝卜切细丝。

② 炒锅内倒油烧热,将鲫鱼两面煎至金黄,控油盛出。锅中留底油,放入葱段、姜片,煸出香味,再将鲫鱼段放入,并倒适量水,大火煮沸后改小火。

③ 待汤煮至奶白色后,加入萝卜丝煮熟,加盐调味即可。

营养师建议: 这道汤热量较低,且含有丰富的维生素和矿物质,适合高血压病、冠心病、肥胖患者食用。

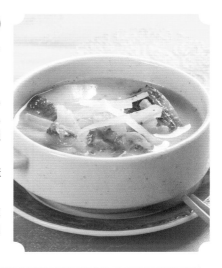

豆腐鲫鱼汤

原料: 鲫鱼 2 条,豆腐 300 克,葱、姜、食盐、植物油各适量。

做法:

① 鲫鱼去鳞、鳃及内脏,清洗干净。鱼背上抹上盐,腌制 10 分钟。

② 豆腐切块。葱洗净,切段。姜洗净,切片。

③ 炒锅烧热,放油,油七成热时把鲫鱼放入,煎至两面金黄。

④ 加入葱段、姜片、适量温水,大火煮 10 分钟后转小火煮 30 分钟。

⑤ 放入豆腐块,继续炖煮 5 分钟,加食盐调味即可食用。

营养师建议: 鱼煎至两面金黄后再加温水,加盖大火煮十多分钟,只有这样才会煮出奶一样白的浓汤。

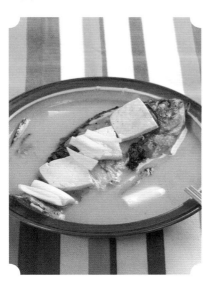

苹果鲫鱼汤

原料: 苹果 1 个,鲫鱼 1 条,红枣 10 个,盐、植物油、姜末各适量。

做法:

① 鲫鱼去杂、洗净、切块。苹果洗净、切块。红枣去核。

② 锅内放油,爆香姜末,放入鲫鱼块,煎至两面金黄。

③ 砂锅内加入适量清水,用猛火煲滚,然后加入鱼块、红枣、苹果块,改用小火煲汤 30 分钟,最后加盐调味。

营养师建议: 最好选择新鲜现杀的鲫鱼。冰箱冷藏过的会有腥气。

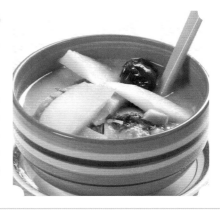

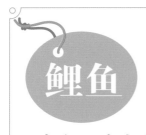

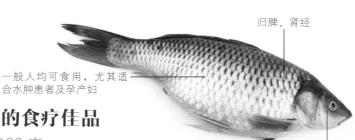

归脾、肾经

一般人均可食用，尤其适合水肿患者及孕产妇

味甘，性平

鲤鱼

高血压病患者的食疗佳品

推荐用量： 每天 100 克

　　鲤鱼肉质鲜美，营养丰富，含有丰富的优质蛋白质，并能提供人体必需的氨基酸、矿物质、维生素 A、维生素 D，有很好的降胆固醇作用，也有健脾开胃、消水肿、利小便、清热解毒的功效，是高血压病、冠心病、动脉粥样硬化患者的食疗佳品。

◎ 对血压调节的好处

　　鲤鱼的脂肪多为不饱和脂肪酸，有很好的降胆固醇作用，可以辅助降低血压。鲤鱼所含蛋白质丰富且质优，易于被人体消化吸收，尤其适宜高血压患者食用。鲤鱼中钾的含量丰富，能促进钠的排泄，减少钠对血压的不利影响，有助于降低血压。

◎ 搭配与宜忌

✔ **鲤鱼＋花生**

鲤鱼中含有的不饱和脂肪酸易被氧化为饱和脂肪酸，而花生含有丰富的维生素 E，有抗氧化作用。

✔ **鲤鱼＋粗粮**

二者搭配食用可补充维生素 B_1，能维护神经、肝脏、心脏的健康。

✔ **鲤鱼＋醋**

二者搭配不仅有利水消肿的功效，还能促进营养吸收。

✔ 如果食用鲤鱼是用于通乳，宜少放盐。

✘ 恶性肿瘤、支气管哮喘、皮肤湿疹等疾病患者不宜食用鲤鱼。

影响血压的营养素含量表（以 100 克食物为例）

可食部	热量	三大营养素			膳食纤维
		脂肪	糖类	蛋白质	
54 克	109 千卡	4.1 克	0.5 克	17.6 克	—

维生素		矿物质				
维生素 C	烟酸	钾	钙	钠	镁	锌
—	2.7 毫克	334 毫克	50 毫克	53.7 毫克	33 毫克	2.08 毫克

◎ **这样吃降血压**

赤豆鲤鱼汤

原料： 鲤鱼 1 条，红小豆 100 克，葱、姜、盐、植物油各适量。

做法：

① 红小豆用清水浸泡 2 个小时。

② 鲤鱼去鳃去鳞，去除内脏，洗净杂质。

③ 葱洗净，切丝。姜洗净，切丝。

④ 炒锅烧热，放油，放葱丝、姜丝爆出香味，然后放入鲤鱼煎熟。

⑤ 锅中加入适量水，把红小豆一起放入锅中炖煮，熟后加盐调味即可。

营养师建议： 在烹制前可将洗净的鲤鱼放到淡醋水中浸泡 2～3 小时，这样可以去掉泥土味。

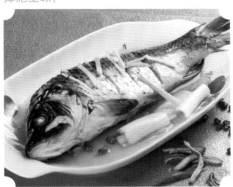

生炖鲤鱼豆腐

原料： 鲤鱼 500 克，南豆腐 250 克，竹笋 25 克，葱、盐、白糖、黄酒、植物油各适量。

做法：

① 鲤鱼洗净，沿脊骨剖成两片，取中段，切成 5 厘米长、2 厘米宽的块。南豆腐切块。竹笋切片。葱切丝。

② 炒锅内加油烧至八成热，投入鱼块煎至淡黄色，烹入黄酒，加盖稍焖，再加盐、白糖。

③ 烧至鱼块将熟时，加 500 毫升水，开后加入南豆腐块、竹笋片，焖约 3 分钟，至汤汁浓稠时，撒上葱丝，装碗即成。

营养师建议： 做这道菜时也可以根据个人口味加入各种蔬菜，如青笋、蘑菇等，可使汤汁更加浓郁，味道更加鲜美。

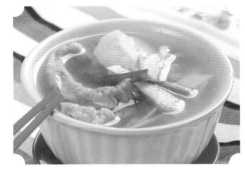

香菇鱼片粥

原料： 鲤鱼肉 100 克，大米 150 克，香菇 4 朵，盐、姜、胡椒粉各适量。

做法：

① 大米洗净，浸泡一会儿，然后加入适量水煮粥。

② 鲤鱼收拾干净，把鱼肉切成薄片，放少许盐和胡椒粉腌渍一会儿。

③ 香菇洗净去蒂，切成片。姜洗净，切丝。

④ 大米煮至软烂后，放入香菇片，煮 2 分钟。

⑤ 放入鲤鱼片、姜丝，搅拌均匀，沸后再煮 5 分钟。

⑥ 加盐搅拌均匀即可食用。

营养师建议： 鲤鱼鱼腹两侧各有一条白筋，去掉它们可以去除腥味。鱼肉片尽量切薄些，易熟且口感好。

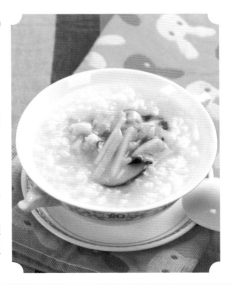

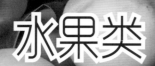

水果类

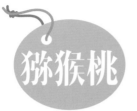

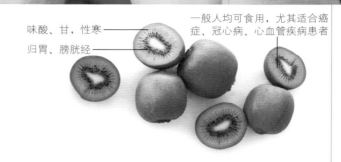

味酸、甘，性寒

归胃、膀胱经

一般人均可食用，尤其适合癌症、冠心病、心血管疾病患者

有助于降低血压
推荐用量：每天 1~3 个

猕猴桃维生素含量丰富，尤其是维生素C，被誉为"维C之王"。猕猴桃还含有丰富的B族维生素、膳食纤维、有机酸、钾等营养素，有清热利水、抗炎消肿、生津润燥、降低胆固醇等功效。

高血压吃什么宜忌速查

◎ **对血压调节的好处**

猕猴桃的维生素C含量极为丰富，维生素C能够促进人体合成氮氧化合物，而氮氧化合物具有扩张血管的作用，有助于降低血压。丰富的钾元素能够抑制钠的吸收，促进钠的排泄，减少钠对血压的不利影响，对血压调节起着重要作用。

◎ **搭配与宜忌**

✓ 猕猴桃热量低，属于膳食纤维丰富的低能量水果，所以非常适合高血压合并糖尿病患者食用。

✓ **猕猴桃＋富含铁的食物**

猕猴桃富含维生素C，若和富含铁的食物一起食用，能促进人体对铁的吸收。

✓ **猕猴桃＋燕麦**

猕猴桃含丰富的维生素C，而燕麦可补充猕猴桃所缺乏的维生素B_6，能缓解女性经前期综合征。

✗ 猕猴桃性寒，腹泻、风寒感冒患者不宜食用。

影响血压的营养素含量表（以 100 克食物为例）

可食部	热量	三大营养素			膳食纤维
		脂肪	糖类	蛋白质	
83 克	56 千卡	0.6 克	14.5 克	0.8 克	2.6 克

维生素		矿物质				
维生素 C	烟酸	钾	钙	钠	镁	锌
62 毫克	0.3 毫克	144 毫克	27 毫克	10 毫克	12 毫克	0.57 毫克

◎ **这样吃降血压**

猕猴桃薏米粥

原料: 猕猴桃 40 克,薏米 100 克,冰糖适量。

做法:

① 猕猴桃洗净,去皮,切成小丁。

② 薏米洗净,放入锅中熬成米粥。

③ 放入冰糖,等冰糖化开后放入猕猴桃搅拌均匀。

营养师建议: 这道粥有防癌抗癌的功效。情绪低落、爱吃烧烤的人应常吃些猕猴桃。

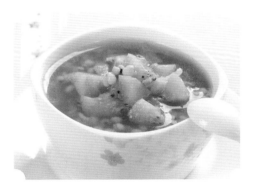

猕猴桃蜂蜜煎

原料: 猕猴桃 1 个,蜂蜜适量。

做法:

① 猕猴桃洗净,除去外皮,捣烂。

② 加适量蜂蜜,加适量水煎熟,即可食用。

营养师建议: 猕猴桃和蜂蜜煎水喝有清热生津、润燥止渴的功效。

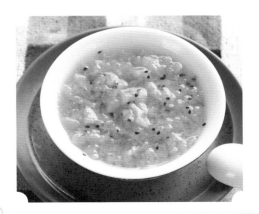

蜂蜜果蔬沙拉

原料: 猕猴桃 1 个,香蕉 1 根,小番茄 60 克,蜂蜜适量。

做法:

① 猕猴桃洗净,去皮,切小块。香蕉切小块。

② 小番茄洗净,切成两半。

③ 把切好的猕猴桃块、香蕉块、小番茄放入盘中,淋上蜂蜜,即可食用。

营养师建议: 如果猕猴桃比较硬,可以选择和苹果放在一起,很快就会变软。

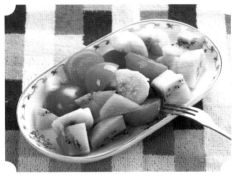

冰糖猕猴桃

原料: 猕猴桃 1 个,冰糖适量。

做法:

① 猕猴桃洗净,去皮,切成小块放入碗中。

② 在碗中放入冰糖。放入蒸笼蒸至猕猴桃熟烂,即可食用。

营养师建议: 冰糖猕猴桃具有降压、生津、养阴的功效。

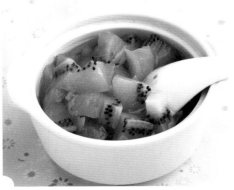

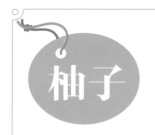

柚子

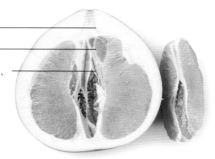

归肾、脾、胃经
味甘、酸，性寒
适宜老人、患者、产妇食用

富含钾，可助降低血压

推荐用量： 每天 50 克

柚子清香、酸甜、营养丰富，药用价值也很高。柚子果肉中含有丰富的维生素 C、B 族维生素、叶酸、果胶、钾、铬等营养素，柚子皮也有很高的食用价值。常吃柚子可降低血液中的胆固醇，降低血压和血糖。

◎ **对血压调节的好处**

柚子富含钾元素，钾能抑制钠的吸收，减少钠对血压的不利影响，对预防高血压有益。另外，丰富的维生素 C 能促进人体合成氮氧化合物，有扩张血管的作用，有助于降低血压。

◎ **搭配与宜忌**

✅ **柚子 + 蜂蜜**

二者搭配能增强人体免疫力，还有去火、排毒的功效。

✅ 柚子皮切片用开水泡茶饮，用于老年人咳嗽痰喘。

✅ 柚子适量，连皮煎汤，加红糖调味服用，用于胃气不和，呕逆少食。

◎ **这样吃降血压**

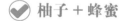

蜂蜜柚子茶

原料： 柚子 500 克，蜂蜜、冰糖、盐各适量。

做法：

① 把柚子清洗干净，放在 65℃左右的热水中浸泡 5 分钟，捞出擦干。

② 柚子剥皮，去瓤，只留外面一层薄薄的黄色柚子皮。把柚子皮切丝，加一点盐腌制。

③ 把柚子的果肉剥掉外膜，用勺子捣碎。

④ 把柚子皮、果肉、冰糖、适量清水放入锅中煮开，后转为小火，一边煮一边搅拌，熬至黏稠、柚子皮半透明即可。

⑤ 汤汁冷却后，放入蜂蜜搅匀，装入玻璃瓶中，放入冰箱保存。食用时用温水冲服即可。

营养师建议： 经常服用蜂蜜柚子茶可以改善体质，对于经常便秘、生暗疮的人有很好的调养作用。

影响血压的营养素含量表 （以 100 克食物为例）

可食部	热量	三大营养素			膳食纤维
		脂肪	糖类	蛋白质	
69 克	41 千卡	0.2 克	9.5 克	0.8 克	0.4 克

维生素		矿物质				
维生素 C	烟酸	钾	钙	钠	镁	锌
23 毫克	0.3 毫克	119 毫克	4 毫克	3 毫克	4 毫克	0.4 毫克

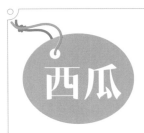

西瓜

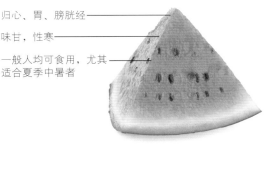

归心、胃、膀胱经

味甘，性寒

一般人均可食用，尤其适合夏季中暑者

预防高血压病

推荐用量：每天 50~150 克

西瓜含有果糖、葡萄糖、B 族维生素、维生素 C、膳食纤维、磷、钾、镁等营养素，有清热解暑、解烦止渴、利尿、降血压等功效。一般人群均可食用，尤其适宜高血压病患者、急慢性肾炎患者、胆囊炎患者、高热不退者食用。

◎ 对血压调节的好处

西瓜有利尿的作用，能促进钠的排出，减少钠的吸收。西瓜子中含有一种皂苷，有降血压作用。西瓜皮含有多种营养成分，能提高人体抗病能力，预防心血管疾病的发生。

◎ 搭配与宜忌

✅ **西瓜 + 绿豆**

二者搭配，更能发挥清热解暑、生津止渴的作用，效果更好。

❌ 从冰箱刚取出的西瓜不要立即食用，待瓜温升高一些再吃。

❌ 西瓜不要存放时间过长，宜随切随吃，以免腐败变质。

◎ 这样吃降血压

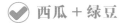
西瓜茶

原料：西瓜汁 200 克，绿茶 4 克。

做法：
绿茶加适量清水煎煮成茶汁，再加入西瓜汁，一起搅拌均匀即可饮用。

营养师建议：这道茶清热解暑、除烦止渴、稳定情绪。

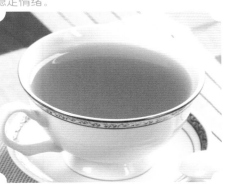

影响血压的营养素含量表 (以 100 克食物为例)

可食部	热量	三大营养素			膳食纤维
		脂肪	糖类	蛋白质	
56 克	25 千卡	0.1 克	5.8 克	0.6 克	0.3 克

维生素		矿物质				
维生素 C	烟酸	钾	钙	钠	镁	锌
6 毫克	0.2 毫克	87 毫克	8 毫克	3.2 毫克	8 毫克	0.1 毫克

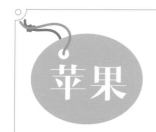

苹果

味甘、酸，性平 ——

一般人均可食用，更适宜慢性胃炎、消化不良者、维生素缺乏者

归脾、肺经

降低胆固醇，降低血压

推荐用量：每天 1~2 个

苹果是最常见的水果之一，它的营养价值和药用价值都很高。苹果中含有丰富的糖类、胡萝卜素、维生素 B_1、维生素 B_2、维生素 C、膳食纤维、钙、磷、锌、铁等营养物质，具有生津润燥、清热化痰、补中益气等食疗功效。一般人均可食用，更适宜于慢性胃炎、消化不良、高血压病、高血脂以及身体虚弱者。

◎ 对血压调节的好处

苹果中的膳食纤维能促进胃肠蠕动，协助人体排出废物，减少有毒物质在体内的堆积，且能促进钠的排出，有助于降低血压。苹果中的类黄酮能抑制血小板聚集，降低血液黏稠度，防止高血压的发生。另外，苹果中富含的维生素 C 能加强胆固醇的转化，降低血液中胆固醇和甘油三酯的含量，有效降低血压。

◎ 搭配与宜忌

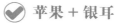

✅ **苹果＋银耳**

二者搭配有滋阴润燥、开胃和脾、补益气血的功效。

✅ **苹果＋洋葱／茶叶**

苹果富含黄酮类化合物，若和富含黄酮类化合物的洋葱、茶叶等一起食用，可保护心脏，有效减少心脏病的发病率。

✅ **苹果＋牛奶**

二者搭配不仅清凉解渴，还有生津去热的功效。

影响血压的营养素含量表（以 100 克食物为例）

可食部	热量	三大营养素			膳食纤维
		脂肪	糖类	蛋白质	
76 克	52 千卡	0.2 克	13.5 克	0.2 克	1.2 克

维生素		矿物质				
维生素 C	烟酸	钾	钙	钠	镁	锌
4 毫克	0.2 毫克	119 毫克	4 毫克	1.6 毫克	4 毫克	0.19 毫克

◎ **这样吃降血压**

西芹苹果汁

原料：苹果 1 个，西芹 1 根，柠檬小半个，蜂蜜适量。

做法：

① 西芹洗净，摘去叶子，把茎切成小段。撕去外皮较硬的纤维。

② 苹果洗净，去皮和核，切成小块。

③ 柠檬取汁。

④ 西芹段、苹果块放在榨汁机里榨汁。

⑤ 榨好后滤汁，和柠檬汁搅拌均匀，即可饮用。

营养师建议：芹菜有降压的功效，搭配食用不仅降压，还能瘦身排毒。

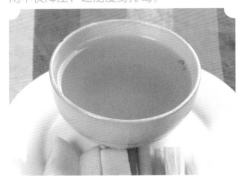

苹果柠檬汁

原料：柠檬 1 个，苹果 1 个。

做法：

把苹果洗净，去皮去核，切块，柠檬去皮，放入榨汁机榨成汁。

营养师建议：此饮料可增强抵抗力，消除疲劳，对高血压病患者有益。

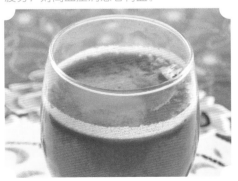

苹果蜂蜜水

原料：苹果 5 个，蜂蜜适量。

做法：

苹果去皮，切成小块，加水 1 升，煮沸 5 分钟，自然冷却到 40℃左右，加适量蜂蜜搅拌均匀，每天多次少量饮用。

营养师建议：减肥者饭前喝杯苹果汁会有饱腹感，可以减少进食量。

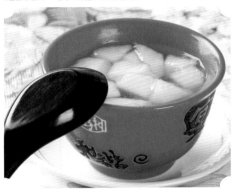

苹果沙拉

原料：苹果 1 个，小番茄 5 个，沙拉酱适量。

做法：

① 把苹果洗干净，切成小块。

② 小番茄洗净，对切成两半。

③ 把苹果块和小番茄装盘，拌入沙拉酱即可。

营养师建议：饭后不要马上吃苹果，这样不利于消化，还容易造成胀气。

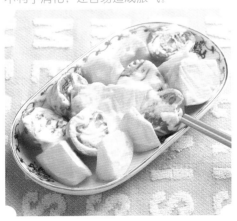

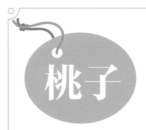

桃子

味甘、酸，性温

一般人均可食用，尤其适合老年体虚、肠燥便秘、阳虚肾亏者

归胃、大肠经

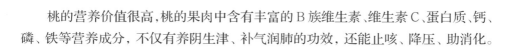

排出体内多余的钠，降低血压

推荐用量：每天 1~2 个

桃的营养价值很高，桃的果肉中含有丰富的 B 族维生素、维生素 C、蛋白质、钙、磷、铁等营养成分，不仅有养阴生津、补气润肺的功效，还能止咳、降压、助消化。

◎ 对血压调节的好处

桃富含胶质物，这类物质能在大肠中吸收大量的水分，有预防便秘的效果，可有效预防高血压。常吃桃可以加速体内钠的排泄，对控制和缓解高血压有积极的作用。另外，桃仁提取物有降压的功效，可辅助降低血压。

◎ 搭配与宜忌

 桃 + 牛奶

二者搭配清凉解渴，营养丰富。

 桃 + 白术

中医认为，二者同食易导致身体不适。

❌ 内热偏盛者、孕妇、婴儿不宜多吃桃子。

◎ 这样吃降血压

鲜桃牛奶汁

原料：牛奶 200 克，鲜桃 150 克，白糖 10 克，冰块适量。

做法：

将鲜桃洗净、去皮、切块，放入榨汁机榨成汁，放入杯中，加入牛奶、白糖、冰块，搅拌均匀即可。

营养师建议：血糖高的高血压病患者不要加白糖。

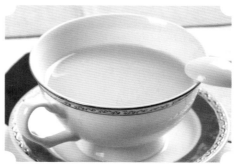

影响血压的营养素含量表（以 100 克食物为例）

可食部	热量	三大营养素			膳食纤维
		脂肪	糖类	蛋白质	
86 克	48 千卡	0.1 克	12.2 克	0.9 克	1.3 克

维生素		矿物质				
维生素 C	烟酸	钾	钙	钠	镁	锌
7 毫克	0.7 毫克	166 毫克	6 毫克	5.7 毫克	7 毫克	0.34 毫克

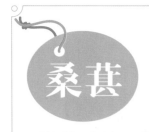

桑葚

归心、肝、肾经

味甘、酸、性寒

适宜老人、患者、产妇食用

滋养脏腑，提高人体免疫力

推荐用量：每天 100 克

桑葚味道酸甜可口，果实中含有丰富的维生素、氨基酸、胡萝卜素、矿物质等成分，有养血滋阴、生津止渴、润肠燥等功效，对烦躁失眠、耳鸣心悸、腰膝酸软、大便秘结等症有辅助食疗效果。

◎ 对血压调节的好处

桑葚中的脂肪酶有分解脂肪、降低血脂的作用，可保护血管，对高血压患者有辅助食疗的功效。另外，桑葚也可改善烦躁失眠、大便秘结等症状。

◎ 搭配与宜忌

✔ 桑葚＋枸杞子

桑葚和枸杞子均具有补益肝肾的作用，二者同食补益肝肾的效果更佳。

❌ 桑葚中含有较多的鞣酸，会影响人体对钙、铁、锌的吸收，所以少年儿童不宜多吃。

❌ 脾虚腹泻者不宜吃桑葚。

◎ 这样吃降血压

桑葚蜂蜜汤

原料：桑葚 100 克，蜂蜜 25 克。

做法：

① 将桑葚洗净、绞汁。

② 取汁放小锅内，以文火煮浓汁。

③ 徐徐倒入蜂蜜继续煮 20 分钟。

④ 冷却后装瓶。

营养师建议：这道汤滋肝养肾，对头晕目眩、耳鸣、腰膝酸软、便秘者有辅助食疗的功效。

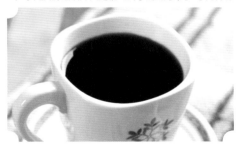

影响血压的营养素含量表（以 100 克食物为例）

可食部	热量	三大营养素			膳食纤维
		脂肪	糖类	蛋白质	
100 克	49 千卡	0.4 克	13.8 克	1.7 克	4.1 克

维生素		矿物质				
维生素 C	烟酸	钾	钙	钠	镁	锌
—	—	32 毫克	37 毫克	2 毫克	—	0.36 毫克

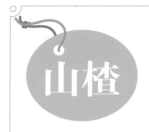

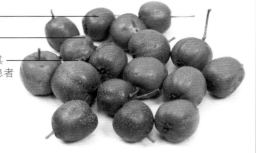

归脾、胃、肝经

味酸、甘，性微温

一般人均可食用，尤其
适合消化不良、肠炎患者

辅助降压

推荐用量：每天 40 克

山楂酸甜可口，营养丰富，含有丰富的膳食纤维、胡萝卜素、维生素 B$_2$、维生素 C、烟酸、钙、磷、铁及山楂酸、柠檬酸、黄酮类化合物等，具有健脾开胃、消食化滞、活血化痰的功效。山楂既可生食，也可加工成山楂片、山楂酒等。

◎ 对血压调节的好处

山楂中维生素 C 含量丰富，能降低血液中胆固醇的含量，预防高血压病的发生。钾的含量也较多，钾能够促进钠从尿液中排泄，抵抗钠对血压的不利影响，有效降低血压。山楂中含有的柠檬酸、山楂酸、黄酮类化合物等能扩张血管，降低血液黏度，防治高血压病。另外，山楂也有助于高血压病患者防治血脂异常。

◎ 搭配与宜忌

✔ 山楂 + 番茄

山楂可开胃消食，有降脂、扩张冠状动脉血管、增加冠脉血流量的功效。番茄有健脾消食、稳定血糖的作用。二者同食，能消食导滞、通脉散瘀、降压调脂，对预防糖尿病并发高脂血症有益。

❌ 生山楂中所含的胃酸和鞣酸结合后容易形成胃石，很难消化掉。所以，尽量少吃生山楂。

❌ 儿童吃山楂要适量，长时间贪食山楂对牙齿不利。吃完山楂后要漱口，以免损坏牙齿。

❌ 空腹不宜吃山楂，否则容易使胃酸分泌过多，导致胃部不适。

❌ 孕妇、胃酸分泌过多者、病后体虚及患牙病者不宜过多食用山楂。

影响血压的营养素含量表 (以 100 克食物为例)

可食部	热量	三大营养素			膳食纤维
		脂肪	糖类	蛋白质	
76 克	95 千卡	0.6 克	25.1 克	0.5 克	3.1 克

维生素		矿物质				
维生素 C	烟酸	钾	钙	钠	镁	锌
53 毫克	0.4 毫克	299 毫克	52 毫克	5.4 毫克	19 毫克	0.28 毫克

◎ **这样吃降血压**

山楂降压汤

原料： 山楂 15 克，猪瘦肉 200 克，姜 5 克，盐 5 克，鸡汤 1000 毫升，植物油适量。

做法：

① 把山楂洗净，若是山楂果，拍松，待用。猪瘦肉洗净，去血水，切成块。姜拍松。

② 砂锅放小火上预热后转为中火烧热，加入油，烧至六成热时，下入姜爆香，加入鸡汤，烧沸后下入猪瘦肉、山楂、盐，用小火炖 50 分钟即成。

营养师建议： 这道汤味美可口，具有降压的功效。

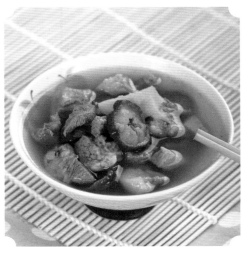

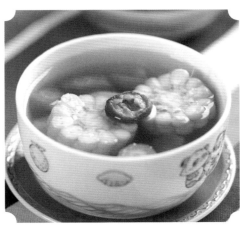

山楂玉米胡萝卜汤

原料： 山楂 30 克，玉米 1 根，胡萝卜 1 根，猪瘦肉 300 克，食盐少量。

做法：

① 将猪瘦肉洗净，切小块。山楂洗净，玉米、胡萝卜洗净切块。

② 将山楂、玉米块、胡萝卜块与猪瘦肉块一同放入砂锅，加适量水，武火煮沸。用温火煮 1 个小时，用食盐调味即可。

营养师建议： 消化不良、肠炎患者、心血管疾病患者、癌症患者宜食山楂。

山楂红糖粥

原料： 粳米 100 克，山楂 50 克，红糖 50 克。

做法：

① 粳米洗净，用冷水浸泡半小时，捞出沥干；山楂洗净，去核切碎。

② 锅内放入冷水、山楂碎、粳米，先用旺火煮开，后改用小火熬至粥成时加入红糖调味即可。

营养师建议： 这道粥营养丰富，能提高人体免疫力。

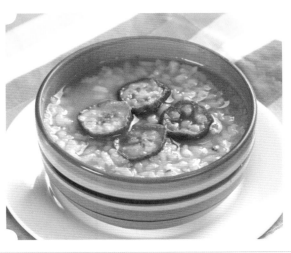

第五章 降血压吃什么

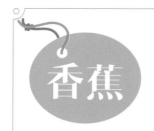
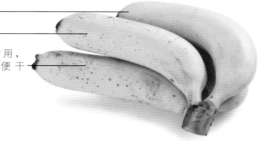

香蕉

归脾、胃经

味甘，性寒

一般人均可食用，尤其适合大便干燥、患痔疮者

抑制钠的吸收

推荐用量：每天 40 克

香蕉营养丰富，热量低，含有丰富的蛋白质、膳食纤维、维生素 B_6、维生素 C、维生素 A、钾、磷等，味甘、性寒，有止烦渴、润肺肠、通血脉、填精髓的食疗功效。一般人均可食用，尤其适合大便干燥、痔疮、高血压病等患者食用。

◎ 对血压调节的好处

香蕉有清肠热、润肠通便的作用，可减少高血压患者毛细血管破裂的危险，也能帮助排出体内的钠，有降低血压的作用。香蕉中的钾元素含量丰富，钾能抑制钠的吸收，促进钠的排泄，对血管也有保护作用，还有助于减少降压药的用量。

◎ 搭配与宜忌

✅ 香蕉 + 燕麦

香蕉和燕麦都可促进胃肠蠕动，并且香蕉中含有较多的维生素 B_6，可帮助提高血清素含量，燕麦皮也有助于提高血清素含量，二者搭配可防治便秘，并且可改善睡眠。

✅ 香蕉 + 牛奶

香蕉中的叶酸有助于牛奶中维生素 B_{12} 的吸收。

✅ 香蕉 + 土豆

二者搭配食用能够有效预防结肠癌。

✅ 香蕉 + 苹果

香蕉和苹果中的果胶能排出肠道内的铅、汞、锰及铍，有排毒的功效。

❌ 脾胃虚寒、肾功能不全者要慎食香蕉。

❌ 没有熟透的香蕉不仅没有治疗便秘的作用，反而会加重病情。

影响血压的营养素含量表（以 100 克食物为例）

可食部	热量	三大营养素			膳食纤维
		脂肪	糖类	蛋白质	
59 克	91 千卡	0.2 克	22 克	1.4 克	1.2 克

维生素		矿物质				
维生素 C	烟酸	钾	钙	钠	镁	锌
8 毫克	0.7 毫克	256 毫克	7 毫克	0.8 毫克	43 毫克	0.18 毫克

香蕉粥

原料：香蕉 2 根，大米 100 克，冰糖适量。

做法：

将香蕉去皮，切成丁。大米淘洗干净，用适量水煮粥，大火煮沸后加入香蕉丁、冰糖，改用小火熬 30 分钟即成。

营养师建议：这道粥有滑肠通便、润肺止咳的功效。

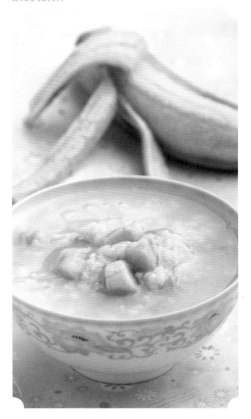

水果沙拉

原料：苹果、香蕉、梨各适量，酸奶 200 克，柠檬汁少许。

做法：

将酸奶、柠檬汁混合搅拌后备用，水果去皮切丁后与酸奶调拌均匀即成。

营养师建议：香蕉不宜在冰箱里保存，适宜的储存温度是 11~18℃。

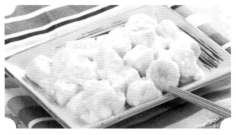

香蕉奶昔

原料：香蕉 1 根，酸奶 250 克。

做法：

香蕉去皮，切成小段。取掉榨汁机滤网，倒入酸奶，加入香蕉，充分搅拌后倒入杯中即可食用。

营养师建议：香蕉奶昔有清洁肠胃的功效。

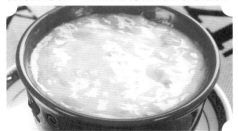

延伸阅读

高血压病患者宜多吃粗杂粮

高血压病患者除了要限制饮食以外，应该多吃粗粮、杂粮，少吃精制的米和面。大部分粗粮不但富含人体所必需的氨基酸和优质蛋白质，还含有钙、磷等矿物质及维生素，相对大米、白面而言，粗粮的碳水化合物含量比细粮低，膳食纤维含量高，食用后更容易产生饱腹感，可减少热量摄取。多吃粗粮可降血压、血脂、血糖。

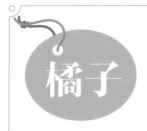

橘子

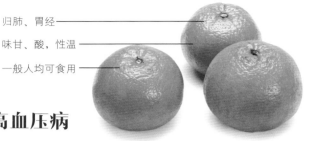

归肺、胃经
味甘、酸，性温
一般人均可食用

降低胆固醇，预防高血压病

推荐用量： 每天 40 克

橘子颜色鲜艳、酸甜可口，为常见的水果之一，其营养丰富，含有丰富的 B 族维生素、维生素 C、胡萝卜素、苹果酸、柠檬酸、钙、磷、钾、镁等。橘子有改善疲劳、增进食欲的功效，还有预防便秘、冠心病、动脉粥样硬化、高血压病等作用。

◎ 对血压调节的好处

橘子中富含维生素 C 和钾元素，均对降低血压有很好的辅助作用。橘子内侧薄皮含有膳食纤维和果胶，可以降胆固醇，预防高血压病。橘皮苷可以加强毛细血管的韧性，降低血压。

◎ 搭配与宜忌

✅ **橘子 + 木耳**

二者搭配有清热解毒、通经止痛的功效。

✅ **橘子 + 百合**

二者搭配有润肺生津的功效。

✅ **橘子 + 核桃**

二者搭配可增强体力，还有利于糖尿病患者降血脂。

✅ 橘瓣上的橘络，不要撕去，其有行气通络、生津止渴、祛痰的功效，最好一起食用。

❌ 中医认为，橘子吃太多会引起上火，不可过量食用。

影响血压的营养素含量表（以 100 克食物为例）

可食部	热量	三大营养素			膳食纤维
		脂肪	糖类	蛋白质	
77 克	51 千卡	0.2 克	11.9 克	0.7 克	0.4 克

维生素		矿物质				
维生素 C	烟酸	钾	钙	钠	镁	锌
28 毫克	0.4 毫克	154 毫克	35 毫克	1.4 毫克	11 毫克	0.08 毫克

◎ 这样吃降血压

香蕉橘子汁

原料：橘子1个，香蕉1根，蜂蜜适量。

做法：

① 香蕉去皮，捣成泥。

② 橘子去皮，捣烂，捣出汁液。

③ 把橘子汁混入香蕉泥里，调匀，即可食用。

营养师建议：香蕉橘子汁有很好的通便作用，尤其适合便秘的高血压病患者。

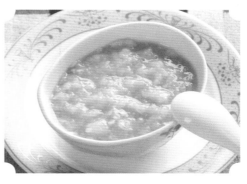

橘子山楂汁

原料：橘子250克，山楂100克，白糖少许。

做法：

① 橘子去皮，榨汁。

② 山楂洗净，放入锅中，加入200毫升清水把山楂煮烂。

③ 取出山楂汁与橘汁混合。

④ 加入少许白糖，调匀即可饮用。

营养师建议：橘子山楂汁有降压、降脂的功效。

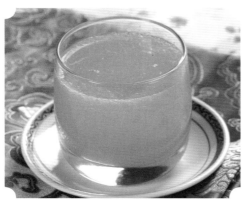

水果拼盘

原料：香蕉、梨、苹果、橘子各50克。

做法：

① 香蕉去皮，切片。

② 苹果、梨去核、去皮，洗净，切成小块。

③ 橘子去皮，分瓣。

④ 锅置火上，放入适量清水煮沸，把冰糖放入，熬至溶化，倒入碗里。

⑤ 冰糖水晾凉后放入冰箱冷藏40分钟。

⑥ 将水果拼在盘中，把冰糖水倒在水果拼盘上。

营养师建议：这道拼盘水果种类较多，营养丰富。

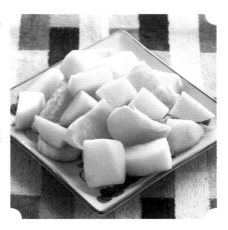

延伸阅读

高血压病患者趴伏姿势要不得

趴着看书、读报、看电视这些行为对常人来说无关紧要，但对高血压病患者来说却要坚决避免。长期趴伏会压迫腹部的肌肉活动，使呼吸困难，会导致血液中养分不足，肌肉以及血管壁收缩，引起血压升高。

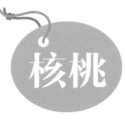

归肺、肾、大肠经　味甘、性温

一般人群均可食用，肾虚、肺虚、神经衰弱、气血不足、癌症患者宜多食；尤其适合脑力劳动者和青少年

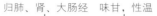
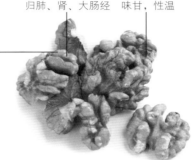

核桃

改善血液循环，平稳血压

推荐用量： 每天 20 克

核桃又名"长寿果""万岁子"，有很高的药用价值和保健作用。核桃中含有丰富的蛋白质、不饱和脂肪酸、维生素 B_2、维生素 B_6、维生素 E、磷脂、钙、磷、铁等营养成分，有健胃、补血、润肺、养神等功效。

◎ 对血压调节的好处

核桃中的不饱和脂肪酸可改善血液循环，降低血液黏稠度，对防治高血压病有益。核桃中富含钾、钙元素，能对抗钠对血压的不利影响，辅助降低血压。

◎ 搭配与宜忌

✔ **核桃 + 芹菜**

核桃富含植物蛋白和油脂，芹菜富含维生素和膳食纤维，二者搭配，营养更全面。

✘ 一次不要吃太多核桃，吃太多易上火、恶心。

◎ 这样吃降血压

酱爆核桃鸡丁

原料： 核桃仁 20 克，鸡肉 200 克，甜面酱、葱、姜、盐、植物油各适量。

做法：

① 把鸡肉洗净，切成丁。

② 葱洗净，切丝。姜洗净，切丝。

③ 把炒锅烧热，放油，油热时放入葱丝、姜丝爆香，然后加入鸡丁炒熟。

④ 放入核桃仁翻炒一会儿，加入甜面酱、盐调味。

营养师建议： 这道菜有很高的营养价值，可补气血、健脾胃、润燥通便。

影响血压的营养素含量表（以 100 克食物为例）

可食部	热量	三大营养素			膳食纤维
核桃（干）43 克	627 千卡	脂肪 58.8 克	糖类 19.1 克	蛋白质 14.9 克	9.5 克

维生素		矿物质				
维生素 C	烟酸	钾	钙	钠	镁	锌
1 毫克	0.9 毫克	385 毫克	56 毫克	6.4 毫克	131 毫克	2.17 毫克

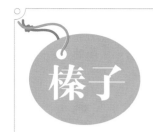

榛子

归脾、肾经

味甘，性平

一般人皆可食，尤其适合脚膝酸软、筋骨折伤肿痛者食用

镁、钙、钾含量丰富

推荐用量：每天 50 克

榛子果仁肥而圆，非常可口，是人们非常喜爱的坚果之一。榛子营养丰富，果仁中富含胡萝卜素、维生素 B_1、维生素 B_2、维生素 E、钙、磷、铁等营养成分，有滋养气血、调中开胃等功效。

◎ 对血压调节的好处

榛子中镁、钙、钾的含量非常高，能增加钠的排泄，对抗钠对血压的不利影响，且榛子中钠的含量相对很低，经常食用可有效调节血压。另外，榛子中的脂肪大多为不饱和脂肪酸，其可以促进胆固醇代谢，还能软化血管，维护毛细血管的健康，从而预防和治疗高血压病。

◎ 搭配与宜忌

✔ 饮食减少、体倦乏力、眼花、机体消瘦、癌症患者、高血压病患者、糖尿病患者尤其适宜食用榛子。

✘ 榛子含较多油脂，胆功能不良者应谨慎食用。

◎ 这样吃降血压

榛子枸杞粥

原料：榛子仁 30 克，枸杞子 10 克，大米 50 克。

做法：

① 将榛子仁捣碎，然后与枸杞子一同加水煎汁。

② 去渣后与大米一同用文火熬成粥即成。

营养师建议：建议每天食用 1 次。此粥养肝益肾，增强抗病能力。

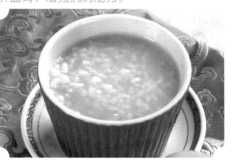

影响血压的营养素含量表（以 100 克食物为例）

可食部	热量	三大营养素			膳食纤维
		脂肪	糖类	蛋白质	
27 克	542 千卡	44.8 克	24.3 克	20 克	9.6 克

维生素		矿物质				
维生素 C	烟酸	钾	钙	钠	镁	锌
一	2.5 毫克	1244 毫克	104 毫克	4.7 毫克	420 毫克	5.83 毫克

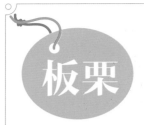

板栗

归脾、肾经
味甘，性温
一般人皆可食

软化血管，防治高血压病

推荐用量： 每天 20~30 克

板栗味甘、性温，营养丰富，含有丰富的蛋白质、不饱和脂肪酸、维生素 B_1、维生素 B_2、维生素 C、胡萝卜素以及钙、磷、铁、钾等营养成分，能防治高血压病、冠心病、动脉粥样硬化、骨质疏松症等疾病，是抗衰老、延年益寿的滋补佳品。

◎ **对血压调节的好处**

板栗中含有丰富的维生素 C，能够促进胆固醇的转化，减少人体对胆固醇的吸收，有助于降低血压。板栗中丰富的不饱和脂肪酸有软化血管的作用，可预防高血压病。

◎ **搭配与宜忌**

✓ **板栗 + 大米**

二者同食可调理肠胃，对慢性腹泻者有益。

✗ 脾胃虚弱的人不宜食用栗子。

✗ 新鲜栗子容易变质霉烂，吃了发霉栗子会中毒，因此变质的栗子不能吃。

◎ **这样吃降血压**

板栗粥

原料： 板栗 5 个，大米 100 克，白糖适量。

做法：

① 鲜板栗洗净，放入开水中煮一会儿，捞出去皮。将板栗肉切成丁。

② 大米洗净，放入锅中煮成粥，

③ 半小时后加入板栗丁，再煮 20 分钟至大米熟烂，撒上白糖调味即可食用。

营养师建议： 板栗若不切丁，也可打成粉和大米一起煮。

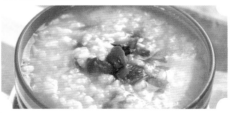

影响血压的营养素含量表（以 100 克食物为例）

可食部	热量	三大营养素			膳食纤维
板栗（鲜）80 克	185 千卡	脂肪	糖类	蛋白质	1.7 克
		0.7 克	42.2 克	4.2 克	

维生素		矿物质				
维生素 C	烟酸	钾	钙	钠	镁	锌
24 毫克	0.8 毫克	442 毫克	17 毫克	13.9 毫克	50 毫克	0.57 毫克

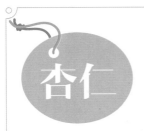

杏仁

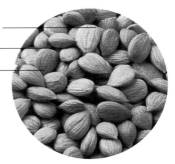

味甘，性温，有小毒
归肺、大肠经
适合干咳无痰、肺虚久咳患者食用

对血压调节有益

推荐用量：每天 5 克

杏仁分为甜杏仁和苦杏仁，味道不同，但食疗效果是一样的。杏仁中富含多种营养素，如维生素 E、维生素 C、B 族维生素、维生素 P、不饱和脂肪酸、钙、磷、铁、黄酮类和多酚类成分等。杏仁有润肺、润肠、止咳的功效，一般人均可食用。

◎ 对血压调节的好处

杏仁含有的不饱和脂肪酸可有效降低总胆固醇和低密度脂蛋白胆固醇的含量，而且不会降低对人体有益的高密度脂蛋白胆固醇的含量，因此对人体高血压病有显著疗效。杏仁中丰富的钾、钙元素能对抗钠对血压的不利影响，对血压调节有益处。

◎ 搭配与宜忌

❌ 杏仁不可与黄芪、黄芩、葛根等药同用。

❌ 阴虚咳嗽及泄痢便溏者不要食用。

❌ 杏仁上有白花斑的已霉变，不能食用。

◎ 这样吃降血压

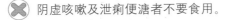
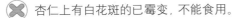

绿茶杏仁汤

原料：绿茶 2 克，甜杏仁 9 克，蜂蜜 10 克。

做法：

将甜杏仁放入锅中，加适量水煎汤，煮沸片刻后，加入绿茶、蜂蜜，再煎沸 2 分钟即可。

营养师建议：这道汤中的杏仁一定要用甜杏仁，而苦杏仁更适合入药或煲汤。

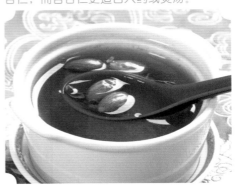

影响血压的营养素含量表（以 100 克食物为例）

可食部	热量	三大营养素			膳食纤维
		脂肪	糖类	蛋白质	
100 克	562 千卡	45.4 克	23.9 克	22.5 克	8 克

维生素		矿物质				
维生素 C	烟酸	钾	钙	钠	镁	锌
26 毫克	—	106 毫克	97 毫克	8.3 毫克	178 毫克	4.3 毫克

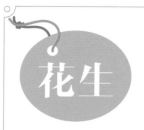

花生

归肺、脾经

味甘，性平

一般人均可食用；
小儿不宜多食，易
滞气难消

软化血管，减少胆固醇堆积

推荐用量：每天 6 克左右

花生是老百姓喜爱的食物之一，具有很高的营养价值，且有"长生果"的美誉。花生中含有丰富的蛋白质、不饱和脂肪酸、钙、磷、钾等营养素，有健脾和胃、润肺化痰、滋养调气等功效。

◎ 对血压调节的好处

花生中富含不饱和脂肪酸，其有降低胆固醇的作用，有助于防治高血压和动脉粥样硬化等病。花生中钾元素含量丰富，钾能促进体内钠的排泄，对血管也有保护作用，还能减少降压药的用量。花生中丰富的镁、钙元素，也有降血压作用。

◎ 搭配与宜忌

✔ **花生 + 红枣**

二者搭配有补虚止血的功效，尤其适宜于身体虚弱的出血患者。

✘ 花生的红衣营养价值很高，但血液黏稠度高的人最好不要食用。

◎ 这样吃降血压

醋泡花生米

原料：花生米适量，醋适量。

做法：

花生米洗净，放在醋中浸泡 7 天。每天早晚各吃 10 颗。血压下降后可隔数日吃 1 次。

营养师建议：中医认为，醋泡花生清热、活血，对保护血管壁、阻止血栓形成有较好的作用。

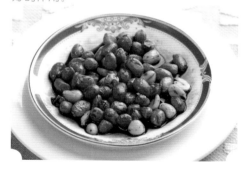

影响血压的营养素含量表（以 100 克食物为例）

可食部	热量	三大营养素			膳食纤维
花生仁（生）100 克	563 千卡	脂肪	糖类	蛋白质	5.5 克
		44.3 克	21.7 克	24.8 克	

维生素		矿物质				
维生素C	烟酸	钾	钙	钠	镁	锌
2 毫克	17.9 毫克	587 毫克	39 毫克	3.6 毫克	178 毫克	2.5 毫克

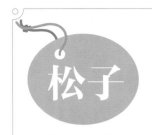

松子

味甘，性温

归肝、大肠经

一般人均可食用，
特别适合血虚者

增强免疫力，预防高血压病

推荐用量：每天 10~20 克

松子具有很高的食疗价值。松子中含有丰富的维生素E、不饱和脂肪酸、钙、磷、钾、铁等营养成分，有预防血压升高、抗衰老、增强人体免疫力等功效，一般人均可食用。

◎ 对血压调节的好处

松子富含不饱和脂肪酸，不饱和脂肪酸可以降低血液中胆固醇的含量，对高血压患者有利。松子中的维生素E可以软化血管，预防血压升高。另外，松子中钾、镁元素含量丰富，这两种营养素均对防治高血压有利。

◎ 搭配与宜忌

✓ 高血压病患者、头痛者、便秘者、燥咳者可食用松子。

✗ 脾虚腹泻、胆功能不良以及多痰者不宜吃松子。

✗ 松子不能吃太多，以免体内脂肪增加。

◎ 这样吃降血压

松子烧平菇

原料： 鲜平菇 400 克，松子仁 100 克，植物油、盐、姜汁、料酒、酱油、水淀粉、香油各适量。

做法：

① 平菇洗净，去蒂；切片，入沸水锅中焯透沥水；松子仁用刀拍一下去皮，使其烂而不碎。

② 锅内放油烧热，将松子仁炸一下，再下平菇片、盐、料酒、酱油、姜汁、少许水烧开，用水淀粉勾芡，淋上香油即成。

营养师建议： 松子经油炒后，香甜松脆，十分可口，并且具有滋养机体、润燥止咳、通便等功效。

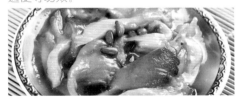

影响血压的营养素含量表（以 100 克食物为例）

可食部	热量	三大营养素			膳食纤维
		脂肪	糖类	蛋白质	
松子仁 100 克	698 千卡	70.6 克	12.2 克	13.4 克	10 克

维生素		矿物质				
维生素C	烟酸	钾	钙	钠	镁	锌
—	4 毫克	502 毫克	78 毫克	10.1 毫克	116 毫克	4.61 毫克

食用油和调味品

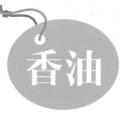

香油

味甘，性凉
归大肠经
一般人均可食用

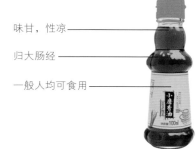

降低高血压病的发病率

推荐用量： 每天 2~6 克

香油又称"麻油"，是从芝麻里提炼出来的，具有特殊的香味。香油中含有油酸、亚油酸、花生酸、卵磷脂、芝麻素、芝麻酚、维生素 E 等多种营养物质，可促进胆固醇的代谢，防治便秘，对高血压病患者、糖尿病患者等均有一定的功效。

◎ 对血压调节的好处

香油中富含油酸、亚油酸等不饱和脂肪酸，可促进胆固醇的代谢，改善血液循环，调节毛细血管的渗透作用，降低高血压病的发病率，还能减少高血压病患者服用降压药的用量。

◎ 搭配与宜忌

✓ 早上喝一口香油，对高血压病患者的便秘有一定的缓解作用。

◎ 这样吃降血压

香油拌双耳

原料： 木耳（干）50 克，银耳（干）50 克，盐、香油各适量。

做法：

① 将木耳、银耳用水泡发，去蒂，再撕成小块。

② 放入沸水中焯熟，捞出沥干水分，晾凉。

③ 将木耳块、银耳块装盘，加入盐、香油调味即可。

营养师建议： 这道菜可预防便秘，是高血压病患者的食疗佳品。

影响血压的营养素含量表（以 100 克食物为例）

可食部	热量	三大营养素			膳食纤维
		脂肪	糖类	蛋白质	
100 克	898 千卡	99.7 克	0.2 克	—	—

维生素		矿物质				
维生素 C	烟酸	钾	钙	钠	镁	锌
—	0.2 毫克	—	9 毫克	1.1 毫克	3 毫克	0.17 毫克

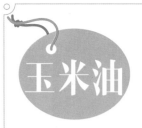

玉米油

味甘淡，性平 —————

归胃、膀胱经 —————

一般人均可食用 —————

防治高血压病

推荐用量： 每天 9~15 克

玉米油是从玉米胚芽中提炼出的油，主要由不饱和脂肪酸组成。玉米油富含维生素 A、维生素 D、维生素 E，营养价值较高，味道好，具有降低胆固醇、抗癌、防衰老等多种功效，是一种被广泛使用的食用油。

◎ **对血压调节的好处**

玉米油中的亚油酸是人体必需脂肪酸，在人体内可与胆固醇相结合，有防治动脉粥样硬化等心血管疾病的功效。玉米油中的谷固醇也具有降低胆固醇的功效。胆固醇含量降低可有效防治高血压。

◎ **搭配与宜忌**

❌ 加热玉米油时不要加热至冒烟，以免营养成分丢失，开始变质。

❌ 油炸次数不要超过 3 次。

❌ 使用过的油千万不要再倒入原油中，因为用过的油经氧化后分子会聚合变大，油呈黏稠状，容易劣化变质。

◎ **这样吃降血压**

红薯杂粮饭

原料： 大米、黑米、薏米、红小豆、红薯、玉米油各适量。

做法：

① 薏米、黑米、红小豆洗干净，浸泡一夜。

② 红薯洗净，切丁。大米洗净。

③ 把大米、黑米、薏米、红小豆、红薯放入电饭煲，再加入一点玉米油，蒸熟即可食用。

营养师建议： 煮饭的时候加一点玉米油，可使煮出的饭香滑软糯，粒粒分明。

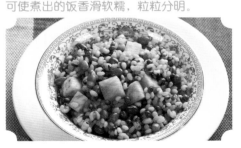

影响血压的营养素含量表（以 100 克食物为例）

可食部	热量	三大营养素			膳食纤维
		脂肪	糖类	蛋白质	
100 克	895 千卡	99.2 克	0.5 克	—	—

维生素		矿物质				
维生素 C	烟酸	钾	钙	钠	镁	锌
—	—	2 毫克	1 毫克	1.4 毫克	3 毫克	0.26 毫克

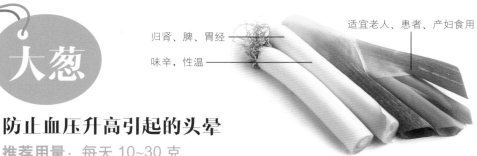

大葱

归肾、脾、胃经

味辛，性温

适宜老人、患者、产妇食用

防止血压升高引起的头晕

推荐用量：每天 10~30 克

大葱味辛、性温。大葱中含有挥发油，油中主要成分为蒜素，又含有二烯丙基硫醚、草酸钙，还含有脂肪、糖类、胡萝卜素、B 族维生素、维生素 C、烟酸、钙、镁、铁等成分，从中医角度来说，具有发表通阳、解毒调味的功效。

◎ 对血压调节的好处

大葱富含钾，钾能阻止钠的吸收，促进钠的排泄，能对抗钠对血压的不利影响，对血管有保护作用，因此对防治高血压病有利。钙能增加尿液排泄，减少钠的吸收，也有利于降低血压。另外，大葱中的前列腺素 A 有舒张小血管、促进血液循环的作用，有助于防止血压升高引起的头晕。

◎ 搭配与宜忌

✔ 大葱 + 肉类

大葱与肉类一起食用时，会促进食物的淀粉及糖质转化为热量，可以缓解疲劳。

◎ 这样吃降血压

葱爆羊肉

原料：羊肉 200 克，大葱、姜、盐、酱油、植物油各适量。

做法：

① 姜洗净，切末。大葱洗净，切段。

② 羊肉洗净，切片，用酱油、姜末、盐腌制 20 分钟。

③ 炒锅烧热，倒油，油热时倒入羊肉片，翻炒一会儿，倒入葱段，至肉熟加盐调味即可食用。

营养师建议：多食大葱会对胃肠道疾病有刺激作用，患有胃肠道疾病的人应严格控制食用量。

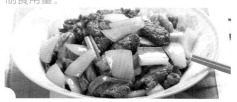

影响血压的营养素含量表 （以 100 克食物为例）

可食部	热量	三大营养素			膳食纤维
		脂肪	糖类	蛋白质	
82 克	30 千卡	0.3 克	6.5 克	1.7 克	1.3 克

维生素		矿物质				
维生素 C	烟酸	钾	钙	钠	镁	锌
17 毫克	0.5 毫克	144 毫克	29 毫克	4.8 毫克	19 毫克	0.4 毫克

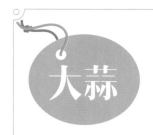

大蒜

味辛，性温————

归脾、胃、肺、大肠经————

一般人皆可食用————

调节血压的好帮手

推荐用量：生蒜每天 10~15 克
或熟蒜每天 15~20 克

大蒜辛辣，有刺激性气味，含有膳食纤维、胡萝卜素、挥发油、大蒜辣素、钙、磷、铁、锌等营养素，可做菜可调味，也可入药，有抗癌、抗衰老、保护心血管的功效。

◎ 对血压调节的好处

大蒜中含有的大蒜辣素有降低胆固醇的功效，可使血压下降。丰富的钾元素能抑制钠的吸收，促进钠的排泄，有利于控制血压。另外，丰富的钙、镁元素也有利于血压的降低。

◎ 搭配与宜忌

✅ 大蒜＋醋

高血压病患者每天早晨吃几瓣醋泡的大蒜，并喝两汤匙醋汁，有助于血压降低。此外，经常食用生蒜的高血压病患者，也有益于血压平复。

✅ 大蒜＋瘦肉

二者同食可促进血液循环，缓解疲劳，恢复体力。

◎ 这样吃降血压

蒜蓉菠菜

原料：菠菜 200 克，姜、蒜、盐、玉米油各适量。

做法：

① 把菠菜洗净，切成段。姜洗净，切片。蒜捣碎。

② 锅内烧开水，放入菠菜段、姜片、玉米油，把菠菜段焯一下，捞出，沥干水分。

③ 炒锅烧热，放玉米油，玉米油热时倒入一半蒜蓉爆香，倒入菠菜段翻炒几下。

④ 倒入剩下的一半蒜蓉，放入盐调味，搅拌均匀，即可食用。

营养师建议：菠菜含有丰富的膳食纤维，可促进排便。和蒜结合，有助于防治高血压病。

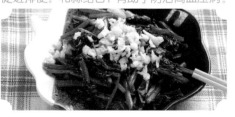

影响血压的营养素含量表（以 100 克食物为例）

可食部	热量	三大营养素			膳食纤维
		脂肪	糖类	蛋白质	
85 克	126 千卡	0.2 克	27.6 克	4.5 克	1.1 克

维生素		矿物质				
维生素C	烟酸	钾	钙	钠	镁	锌
7 毫克	0.6 毫克	302 毫克	39 毫克	19.6 毫克	21 毫克	0.88 毫克

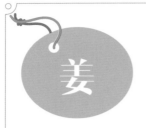

姜

归肺、脾、胃经

味辛，性微温

一般人皆可食用，尤其适合晕动症患者

促进血液循环，预防高血压病

推荐用量：每天 6~9 克

姜是一种常见的调味品，含有蛋白质、多种维生素、胡萝卜素、钙、铁、磷等营养成分，还含有挥发油。姜的味道辛辣，主要用于调味，也可入药。中医认为，姜具有发汗解表、温肺止咳的功效，还可促进血液循环，能抗衰老，促消化。

◎ 对血压调节的好处

姜中的挥发油能抑制人体对胆固醇的吸收，还可促进血液循环，扩张血管，有降低血压的作用。姜可以增强消化吸收功能，不仅有助于高血压患者增强食欲，还有助于排便，对便秘的高血压病患者有利。

◎ 搭配与宜忌

✅ 姜 + 海鲜

中医认为海鲜性凉，姜性温，二者搭配，可减少对肠胃的损害。

✅ 生姜 + 红糖

生姜红糖水可治疗风寒感冒。

◎ 这样吃降血压

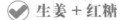

生姜大枣粥

原料：生姜 6 克，大米 100 克，大枣 4 颗。

做法：

① 将生姜洗净，切碎。大米淘洗干净。大枣洗净，去核。

② 将生姜末、大米、大枣同煮成粥。

营养师建议：阴虚火旺者不宜食用。

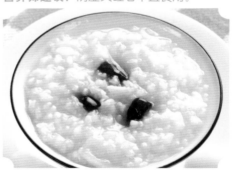

影响血压的营养素含量表（以 100 克食物为例）

可食部	热量	三大营养素			膳食纤维
姜（干）95 克	273 千卡	脂肪 5.7 克	糖类 64 克	蛋白质 9.1 克	17.7 克

维生素		矿物质				
维生素 C	烟酸	钾	钙	钠	镁	锌
—	—	41 毫克	62 毫克	9.9 毫克	—	2.3 毫克

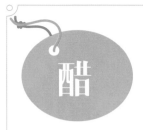

醋

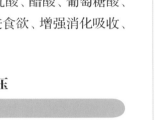

归肝、胃经   味酸，性温

一般人可食用

软化血管，降低血压

推荐用量：每天 20~40 克

　　醋是调味品中常用的一个种类，酸味较浓，含有糖类、乳酸、醋酸、葡萄糖酸、琥珀酸、氨基酸、钙、磷、铁、维生素 B_2 等营养成分，有促进食欲、增强消化吸收、扩张血管的作用，还有防腐杀菌的功效。

◎ 对血压调节的好处

　　醋中的醋酸可促进胆固醇排泄，抑制胆固醇吸收，还有助于保持血管弹性，有效降低血压。醋中钾元素含量丰富，能促进钠从尿液中排泄，还能抑制钠的吸收，也能起到降低血压的作用。

◎ 搭配与宜忌

✅ **醋＋排骨**

醋中的醋酸可使排骨中的钙、磷、铁等矿物质溶解出来，利于吸收。

✅ **醋＋花生米／黄豆**

醋煮花生米或黄豆，中医认为具有降脂、降压的功效，是高脂血症、肥胖症、高血压病和冠心病患者的食疗佳品。

◎ 这样吃降血压

醋泡黄豆

原料：黄豆 250 克，优质米醋适量。

做法：
黄豆洗干净后放入一个广口瓶中，把米醋倒入瓶中，没过黄豆。第二天，黄豆会胀大，继续加米醋没过黄豆，如此两三次，直到黄豆不再胀大。5 天后即可食用。

营养师建议：黄豆只能放到广口瓶的二分之一处，以免黄豆胀大溢出瓶子。

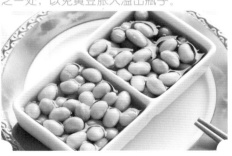

影响血压的营养素含量表（以 100 克食物为例）

可食部	热量	三大营养素			膳食纤维
		脂肪	糖类	蛋白质	
100 克	31 千卡	0.3 克	4.9 克	2.1 克	—

维生素		矿物质				
维生素 C	烟酸	钾	钙	钠	镁	锌
—	1.4 毫克	351 毫克	17 毫克	262.1 毫克	13 毫克	1.25 毫克

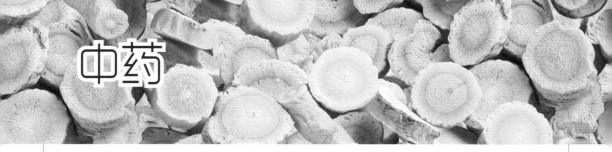

中药

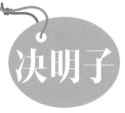

决明子

归肝、大肠经
味甘、苦、咸，性微寒
一般人都可食用，
尤其适合老、幼、病、弱者

降压降脂

推荐用量： 每次 8~15 克

决明子味甘、苦、咸，性微寒，含有大黄素、大黄酚、决明素、蛋白质、脂肪油、胡萝卜素等成分，有降血压、降血脂、抗菌等功效，对皮肤真菌也有一定的抑制作用。决明子生用有润肠通便的功效，可治疗便秘；炒后容易粉碎和煎煮，可使寒性稍缓，有疏风清肝、明目的效果。

◎ 对血压调节的好处

决明子的乙醇提取物有明显的降压作用，尤其适用于头晕目眩、烦躁易怒的高血压病患者。决明子有降低血清总胆固醇和甘油三酯的作用，可有效降低血压。另外，决明子中的大黄素、大黄酚等成分，有治疗便秘的作用，尤其适用于便秘的高血压病患者。

◎ 搭配与宜忌

✓ 决明子除了内服之外，还可以外用。把生决明子用布袋装好，做成枕头，对肝阳上亢引起的头痛、头晕、失眠、颈椎病等有一定的辅助治疗作用。

✗ 脾胃虚寒、脾虚泄泻及低血压患者不宜食用决明子。

◎ 这样吃降血压

杞菊决明子茶

原料： 枸杞子 10 克，菊花 3 克，决明子 20 克。

做法：

将枸杞子、菊花、决明子同时用沸水冲泡，闷15 分钟后即可饮用。

营养师建议： 这道茶有清肝泻火、养阴明目、降压降脂的功效。

决明子绿茶饮

原料： 决明子、绿茶各 5 克。

做法：

将决明子用小火炒至香气溢出时取出，晾凉，再与绿茶一同冲入沸水即可饮服。

营养师建议： 这道茶有清热平肝、降脂降压、润肠通便、明目益睛的功效。

丹参

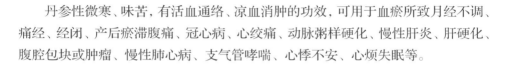

味苦，性微寒

归心、肝经

适合女性月经不调及心绞痛患者、肿瘤患者服用

扩张血管，降低血压

推荐用量： 每次 5~15 克

丹参性微寒、味苦，有活血通络、凉血消肿的功效，可用于血瘀所致月经不调、痛经、经闭、产后瘀滞腹痛、冠心病、心绞痛、动脉粥样硬化、慢性肝炎、肝硬化、腹腔包块或肿瘤、慢性肺心病、支气管哮喘、心悸不安、心烦失眠等。

◎ 对血压调节的好处

丹参的主要成分丹参酮、丹参素，能够扩张血管，显著降低血压。丹参可降低血和肝中的甘油三酯，改善微循环，使微循环血流速度加快，对心肌具有保护作用，对冠状动脉也有扩张作用，可使冠状动脉血流量明显增加，改善心功能，可防治高血压并发冠心病引起的心绞痛。

◎ 搭配与宜忌

❌ 丹参不能与阿司匹林、华法林等抗凝血药同时服用，否则容易导致出血。

❌ 脾胃虚寒者谨慎服用丹参。

◎ 这样吃降血压

丹参玉米糊

原料： 丹参 6 克，玉米粉 100 克，白糖 10 克。

做法：

① 把丹参润透，切片，放入锅内，加水 100 毫升，煮 25 分钟，除去丹参，用纱布过滤，待用。

② 锅内加水 500 毫升，把药汁注入锅中，置武火上烧沸，加入白糖，然后将事先调好的玉米糊徐徐倒入沸水锅内，搅匀，煮成糊即成。

营养师建议： 这道粥香甜可口，适合高血压病患者食用。

丹参冰糖水

原料： 丹参 15 克，冰糖 30 克。

做法：

① 取丹参，加水 200 毫升，煎煮 20 分钟。

② 加冰糖，调匀即可。

营养师建议： 丹参冰糖水，味道微甜，对失眠者有安神作用，对高血压病、冠心病均有疗效。

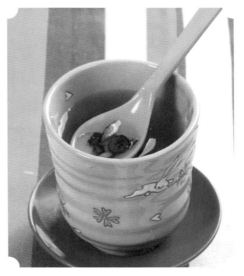

夏枯草

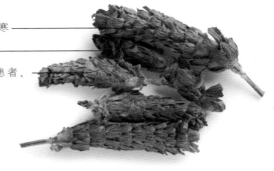

味辛、苦,性寒 ——

归肝、胆经 ——

适宜老人、患者、产妇食用

有明显的降压作用

推荐用量:每次 6~15 克

夏枯草性寒,味辛、苦,含有有机酸类化合物、胡萝卜素、维生素 B$_1$、维生素 C、维生素 K 等,具有清火明目、散结消肿的作用,可用于治疗目赤肿痛、头痛、头晕目眩、血压增高等症,另外,夏枯草还有抗炎作用,对痢疾杆菌、伤寒杆菌、大肠杆菌、链球菌、葡萄球菌等都有抑制作用。

◎ **对血压调节的好处**

夏枯草有明显的降压作用,其提取物还具有抗心律失常的功效。夏枯草还能延缓主动脉粥样斑块的形成,对高血压并发症有良好的治疗效果。

◎ **搭配与宜忌**

✔ **夏枯草 + 粳米**

夏枯草水煎液与粳米一起煮粥,有清肝明目、降压、消炎止泻的功效。

✘ 脾胃虚弱、无郁结者不宜服用夏枯草。

◎ **这样吃降血压**

夏枯草炒猪肉丝

原料:鲜夏枯草 300 克,猪瘦肉 150 克,植物油、料酒、盐、酱油、葱、姜各适量。

做法:

① 将鲜夏枯草择去杂物,用清水洗净,放入刚刚煮开的水中焯一下,捞出,在凉水盆内洗净,挤干水分,待用。

② 把猪瘦肉用清水洗净,用刀将其切成肉丝。葱、姜切丝。

③ 炒锅烧热,放入油,下肉丝煸炒,加入酱油、葱丝、姜丝煸炒,加入料酒、盐和少许清水,炒至肉熟透而入味,投入夏枯草炒至熟,出锅,装盘即成。

营养师建议:这道菜鲜美可口,有降压的功效。

夏枯草茶

原料:夏枯草 30 克。

做法:

将夏枯草放入保温瓶中,用沸水泡 15 分钟,代茶饮,每天 1 剂。

营养师建议:这道茶有清肝散结,降血压的功效。

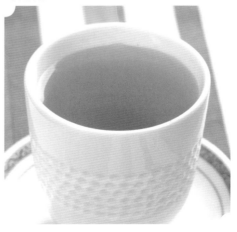

天麻

味甘，性平

归肝经

一般人均可食用，尤其适合高血压病、心脏病患者

降压降脂

推荐用量： 每次 8~15 克

天麻是一味具有补益强身、延年益寿作用的药物，味甘、性平，适用于肝风内动、抽搐、破伤风，以及肝虚、肝风所引起的眩晕等病症的患者，还有降血压、健脑提神、明目和增强记忆力等功效。

◎ 对血压调节的好处

天麻能治疗高血压病。久服可平肝益气、利腰膝、强筋骨，还可增加外周及冠状动脉血流量，对心脏有保护作用。

◎ 搭配与宜忌

✔ 天麻可煲汤、煮粥，还可与其他食材搭配，如天麻蒸鸡蛋、天麻炖鸡等。

✘ 久服天麻会出现变态反应（过敏反应），如出现头晕、恶心、胸闷等，所以不宜久服，或在医生的指导下服用。

✘ 若患者津液匮乏、口干舌燥、咽干、便秘以及属血虚阴虚的眩晕和头痛者，一定要慎用天麻。

✘ 从中医角度看，夏季不宜用天麻做补药。

◎ 这样吃降血压

天麻炖土鸡

原料： 天麻 15 克，土鸡半只，生姜、盐各适量。

做法：

①天麻浸泡一夜，第二天切成薄片。生姜洗净，切片。

②土鸡切成块，放入开水中焯一下，除去腥味。

③砂锅中放入鸡块、天麻片、生姜片，加入冷水一起煮。

④大火煮沸 20 分钟，再用小火煲 1 小时。

⑤加入适量的盐调味，即可食用。

营养师建议： 这道汤平肝息风，养血安神。

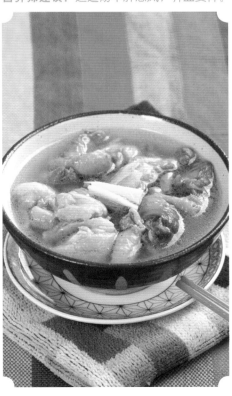

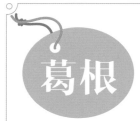

葛根

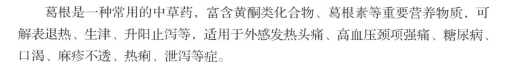

性肺、脾、胃经

味甘、辛，性凉

适宜老人、患者、产妇食用

可治疗高血压引起的颈项强痛、头晕、耳鸣

推荐用量：每次 10~15 克

葛根是一种常用的中草药，富含黄酮类化合物、葛根素等重要营养物质，可解表退热、生津、升阳止泻等，适用于外感发热头痛、高血压颈项强痛、糖尿病、口渴、麻疹不透、热痢、泄泻等症。

◎ 对血压调节的好处

葛根对高血压病引起的头痛、头晕、耳鸣及肢麻等症状有一定改善作用。另外葛根所含的黄酮类化合物有降血脂作用，能降低血清胆固醇；黄酮类化合物和葛根素能改善心肌的氧代谢，可对心肌代谢产生有益作用，同时能扩张血管，改善微循环，降低血管阻力，使血流量增加，对高血压并发冠心病有益。

◎ 搭配与宜忌

 女性经期、孕妇及脾胃虚弱者不宜服用葛根。

◎ 这样吃降血压

葛根绿豆菊花粥

原料：绿豆 60 克，菊花 10 克，葛根粉 15 克，大米 100 克。

做法：

① 将菊花装入纱布袋，扎口，放入锅内加水煮汁，留汁。

② 将绿豆洗净，用水浸泡 30 分钟。然后将绿豆放入锅内，加入适量水煮沸，用文火熬煮至绿豆开花。

③ 加入大米煮沸，加入菊花汁，煮至米熟烂。

④ 加入葛根粉调至糊状，倒入锅内，稍煮即可食用。

营养师建议：这道粥尤其适合高血压病患者、冠心病患者食用。

葛根薏米粥

原料：鲜葛根 120 克，薏米 30 克，粳米 30 克，盐少许。

做法：

① 将鲜葛根去皮，洗净，切块；薏米、粳米洗净。

② 把全部用料一起放入锅内，加清水适量，小火煮成稀粥。

营养师建议：此粥软滑适口、清香沁脾、清热利尿，适用于高血压病患者。

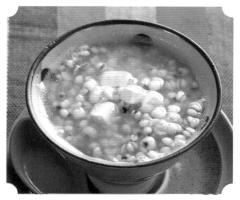

菊花

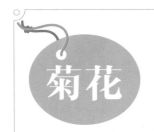

一般人皆可食，尤其适合上火、心烦燥热、口腔溃疡者食用

归肺、肝经

味甘、苦，性微寒

改善高血压

推荐用量：每次 10~15 克

菊花有良好的保健功效，有疏散风热、清肝明目、平肝阳、解毒的功效，可用于感冒风热、发热头昏、肝经有热、目赤多泪，或肝肾阴虚、眼目昏花、肝阳上亢、眩晕头痛、疮疡肿痛等症。对冠心病、高血压病也有一定的改善作用。

◎ 对血压调节的好处

菊花具有降血压、消除癌细胞、扩张冠状动脉和抑菌的作用，长期饮用能增强体质、调节心肌功能、降低胆固醇，适合高血压病、冠心病等患者服用。

◎ 搭配与宜忌

✔ 菊花茶最适合头昏、目赤肿痛、咽喉疼、肝火旺及血压高的人喝。

✘ 痰湿型、血瘀型高血压病患者不宜用菊花。

✘ 体虚、脾虚、胃寒腹泻者不宜饮用菊花茶。

✘ 糖尿病患者或血糖偏高的人最好单喝菊花，不要加糖或蜂蜜。

◎ 这样吃降血压

山楂菊花茶

原料：白菊花、金银花、山楂各 15 克，桑叶 10 克。

做法：

将上述材料放入茶杯中，加开水冲泡即可饮用。

营养师建议：此茶适用于高血压病、冠心病及动脉粥样硬化等病。

菊花茶

原料：白菊花、绿茶各 10 克。

做法：

将白菊花漂洗干净，与绿茶一起放入茶杯中，加热水冲泡即可饮用。

营养师建议：此茶可清热解暑。适用于头痛、眩晕、心闷烦热等症。

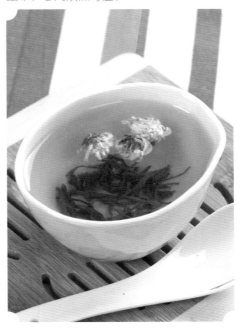

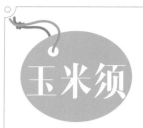

玉米须

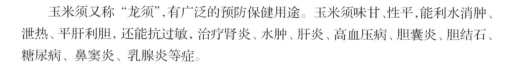

归膀胱、肝、胆经

味甘，性平

适宜老人、患者、产妇食用

利尿排钠，降血压

推荐用量：每次 15~30 克

　　玉米须又称"龙须"，有广泛的预防保健用途。玉米须味甘、性平，能利水消肿、泄热、平肝利胆，还能抗过敏，治疗肾炎、水肿、肝炎、高血压病、胆囊炎、胆结石、糖尿病、鼻窦炎、乳腺炎等症。

◎ 对血压调节的好处

　　玉米须有利尿作用，可以增加钠的排泄，还能降低体内胆固醇，从而降低血压。玉米须还能改善肾功能，可辅助治疗由肾炎引起的高血压。

◎ 搭配与宜忌

 把留着须的玉米放进锅内煮，熟后把汤水倒出，就是"龙须茶"，"龙须茶"可以做全家的保健茶。

✔ 把玉米须切成短丝，同当归尾粉混合，点燃吸其烟雾，对慢性鼻窦炎有一定疗效。

◎ 这样吃降血压

玉米须粥

原料：玉米须 30 克，大米 100 克。

做法：

①将玉米须用温水略泡，漂洗干净。

②取锅放入冷水、玉米须，煮沸。

③煮沸约 10 分钟滤去玉米须，加入大米，再续煮至粥成，即可食用。

营养师建议：这道粥有降血压的功效。

玉米须菊花汤

原料：玉米须 50 克，菊花 10 克。

做法：

把玉米须和菊花一起放入水中煎汤饮用。此为一日剂量，早晚各服用 1 次。

营养师建议：此汤可改善高血压病头晕脑涨的症状。

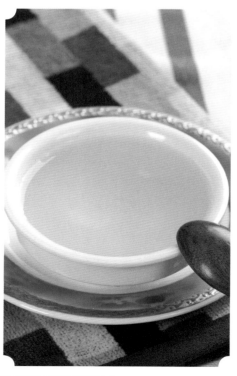

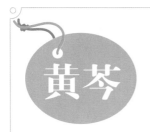

黄芩

归肺、胆、脾、大肠、小肠经

味苦，性寒

适宜老人、患者、产妇食用

扩张血管，平肝降压

推荐用量： 每次 5~10 克

　　黄芩性寒、味苦，有清热燥湿、凉血解毒的功效，主治温热病、上呼吸道感染、肺热咳嗽、湿热黄疸、肺炎、痢疾、咯血、目赤、胎动不安、高血压病、痈肿疔疮等。

◎ 对血压调节的好处

　　黄芩中的黄酮类化合物能降低血清总胆固醇含量，降低血清甘油三酯含量，能够降血脂，抗动脉粥样硬化。黄芩还能够直接扩张外周血管，从而起到降压的作用。

◎ 搭配与宜忌

❌ 脾肺虚热者忌服。

❌ 黄芩服用过多伤胃。

◎ 这样吃降血压

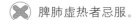
黄芩茶

原料： 黄芩 10 克。

做法：

黄芩加水煎汤，饮用汤汁即可。

营养师建议： 此茶对降压降脂有益。

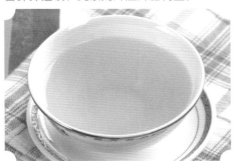

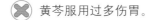
茶络花生米

原料： 花生米 200 克，黄芩 5 克，冰糖适量。

做法：

① 花生米用开水泡胀，挤去皮，洗净后放入开水，上笼蒸烂取出。

② 黄芩煮取汁。

③ 在一干净锅内放水适量，下入冰糖烧开溶化。将花生米沥去水分，和黄芩汁一起倒入锅中，烧开后撇去泡沫即可。

营养师建议： 花生和黄芩都有降压作用，二者同吃，既美味又能起到降压的作用。

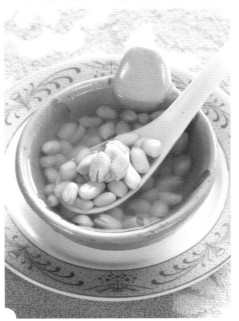

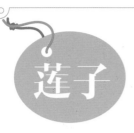

莲子

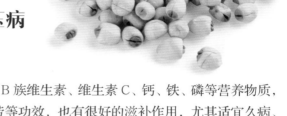

归肾、脾、心经

味甘、涩，性平

适宜老人、患者、产妇食用

养心安神，预防高血压病

推荐用量： 每次 6~15 克

莲子营养丰富，含有蛋白质、B 族维生素、维生素 C、钙、铁、磷等营养物质，有养心安神、健脑益智、消除疲劳等功效，也有很好的滋补作用，尤其适宜久病、产后或老年体虚者食用。

◎ 对血压调节的好处

莲子中的钙和钾含量丰富，有镇静神经、促进凝血的作用，并能对抗钠对血压的不利影响。莲子心中的生物碱有显著的强心作用，还能促进胆固醇降解代谢，有较强的降压作用，并可以改善心慌、失眠多梦等症状，有利于睡眠。

◎ 搭配与宜忌

✅ 莲子 + 猪肚

二者都有健脾益肾的功效，搭配食用，健脾益肾的功效更强。

✅ 莲子 + 百合

二者搭配可缓解神经衰弱、心悸、失眠等症状。

✅ 莲子 + 南瓜

二者同食能补气补血、补脾益肾、养心安神。

❌ 腹胀、便秘者不宜吃莲子。

❌ 莲子不易消化，不宜多吃。

◎ 这样吃降血压

百合银耳莲子羹

原料： 莲子 15 克，干银耳 3 克，干百合 10 克，枸杞子 1 克，冰糖适量。

做法：

① 干银耳、莲子在清水中浸泡 2 小时。

② 把泡发的银耳撕成小朵。干百合、枸杞子洗净。

③ 把所有材料放入炖盅中，加适量水煮半小时即可。

营养师建议： 百合银耳莲子羹有养心安神的功效。

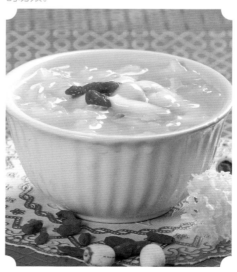

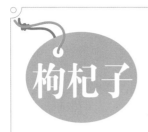

枸杞子

归肝、肾经
味甘，性平
一般人均可食用

滋补肝肾，改善头晕耳鸣等高血压症状

推荐用量：每天 6~15 克

枸杞子味甘、性平，营养丰富，含有胡萝卜素、B 族维生素、维生素 C 和钙、磷、铁等成分，有滋补肝肾、明目养肝、增强免疫力等功效，适宜体质虚弱、抵抗力差的人，对高血压病患者尤其适用。

◎ 对血压调节的好处

枸杞子含有降压成分苦柯胺 A，可有效降低血压。枸杞子有滋养肝肾的功效，不仅对高血压引起的头晕耳鸣、精神不振等症状有缓解作用，还有利于高血压病的病后调养。另外，枸杞子可调节机体免疫力，能增强患者抵抗疾病的能力。

◎ 搭配与宜忌

✔ 枸杞子应在阴凉干燥处存放，防潮、防蛀、防闷热。

✘ 枸杞子不宜和温热的补品如桂圆、人参等同食。

✘ 感冒发热期间、身体有炎症、腹泻的人最好不要吃枸杞子。

◎ 这样吃降血压

枸杞蜂蜜茶

原料：枸杞子 15 克，蜂蜜适量。

做法：
将枸杞子洗净后放入杯子中，用开水冲泡，待水温稍凉时倒入适量蜂蜜，搅匀即可饮用。

营养师建议：枸杞蜂蜜茶有养肝肾的功效，可改善因高血压引起的头晕耳鸣、精神不振等症状。

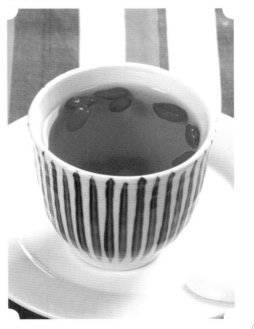

附录A 日常降压法

身心放松法

自然站立，全身放松，排除杂念。两脚分开与肩同宽，两臂向前伸展，双膝微屈，成环抱树干姿势，两臂比肩膀略低，双肩微垂，不要过分僵硬。然后意守丹田，调整鼻息。初学者做起来会比较累，不要勉强，在自己能力范围内来做，以免适得其反。

每次做15~20分钟，每天1~2次。

意想降压法

正坐，或者站立，选择最适合自己的姿势。双眼微闭，舌抵上腭，双臂垂放在小腹前，手心朝上，两中指尖相接。这时，全身放松，排除杂念。想象蒙蒙细雨正顺着你的头顶向下散开，滋润了你的头皮、面部、前胸、后背、大腿、小腿、踝关节，最后流到足底，全身被小雨滋润，通体通透，清爽无比。

每次静坐或站立15~20分钟。

梳头降压法

梳前发际：梳前发际梳到头维穴（在头部，额角发际直上0.5寸，头正中线旁开4.5寸处），每次梳前发际不少于100下，对肠胃不好的高血压患者很有帮助。

梳头顶：每次梳头顶100~200下，可清脑宁神，降低血压。

梳头的两侧：两侧各梳100下，可改善胸闷不适等症状。

梳头的后部：每天梳头的后部10分钟，能改善和缓解头晕、头痛等不适症状。

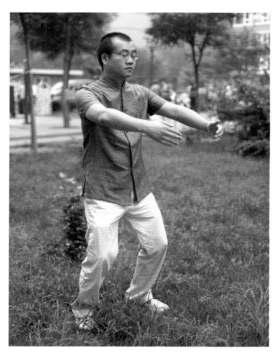

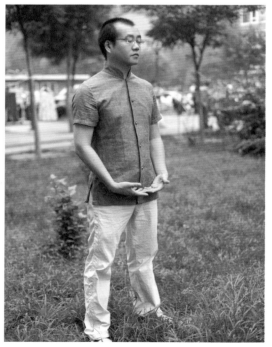

附录B 中医降压疗法

一、按摩

治疗原理
高血压病的真正危害在于损害心、脑、肾等重要器官，坚持按摩相关穴位，可有效预防和治疗高血压病。

按摩关键穴位
风池穴、气海穴、关元穴、曲池穴、内关穴、三阴交穴、阳陵泉穴、涌泉穴

按摩步骤

1 用拇指和食指按压患者双侧的风池穴，按摩2分钟。

2 用双手提拿患者的肩颈部肌肉，反复20次左右，至患者感到酸胀为宜；让患者保持仰卧位，将双手重叠，掌心放在患者的脐上方，顺时针方向按摩，每次2分钟。

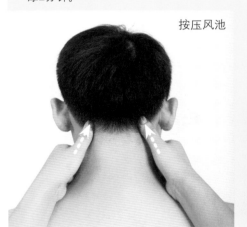

按压风池

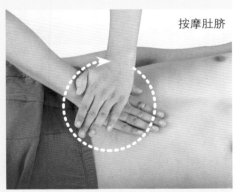

按摩肚脐

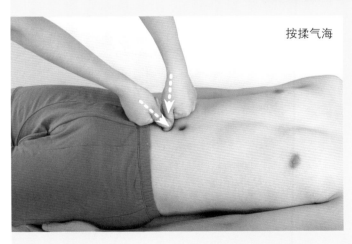

按揉气海

3 用双手拇指指腹按揉气海、关元、内关、曲池、三阴交、阳陵泉，每穴2分钟；用单手食指、中指、无名指并拢摩擦涌泉穴，直至患者脚心发热为宜。

二、刮痧

治疗原理

刮拭背部对应穴位，可以调理全身阳气，起到辅助降压的功效，刮拭手足部的相应穴位，可以调节心肾功能，有助于降低血压。

刮痧关键穴位：大椎穴、长强穴、肺俞穴、心俞穴、曲池穴、风市穴、足三里穴、太溪穴、太冲穴

刮拭步骤

1 分段刮拭背部督脉大椎穴至长强穴，然后再刮拭背部双侧肺俞穴至心俞穴。

2 从上到下刮拭双侧曲池穴、下肢外侧的风市穴。

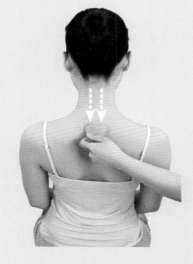

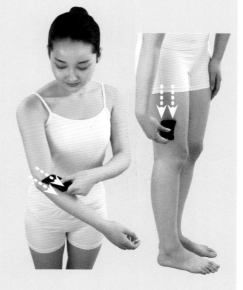

3 用刮痧板按揉足三里，足部双侧的太溪穴。

4 用刮痧板按揉太冲穴。
两次刮拭间隔为1周左右，连续刮拭7~10次为1个疗程。再过10天进行第2个疗程。

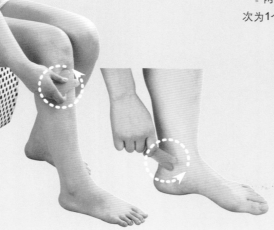

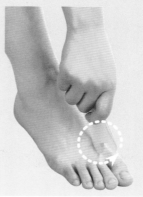

三、拔罐

治疗原理

高血压病可导致心脏、血管、脑和肾脏等器官功能性或器质性改变，在相应穴位拔罐，可舒气通血，调和阴阳，调节心、脑、肾的功能，从而稳定血压。

拔罐关键穴位：曲池穴、风池穴、足三里穴、大椎穴、肝俞穴、心俞穴、灵台穴、脾俞穴、肾俞穴

拔罐步骤

方法一

1 让患者取坐位，用酒精棉球对曲池穴、风池穴、足三里穴所在部位皮肤消毒。施罐者要缓解患者的情绪，不可使患者精神过于紧张或激动，以免影响治疗效果和患者的健康。

2 用闪火法把罐吸拔在穴位上，留罐10~15分钟。可根据症状不同，配以不同穴位进行拔罐。对肝火亢盛型患者，加配太阳穴、风府穴、阳陵泉穴；对阴虚阳亢型患者，加配肝俞穴、肾俞穴、三阴交穴、太冲穴；对肾精不足型患者，加配血海穴、关元穴、阴陵泉穴、太溪穴、复溜穴。

拔足三里

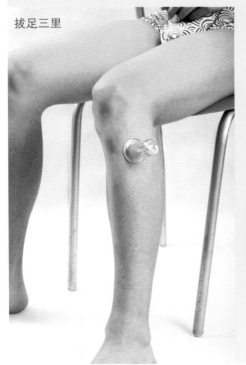

方法二

1 用闪火法把罐吸拔在大椎穴、肝俞穴、心俞穴、灵台穴、脾俞穴、肾俞穴上，留罐10~15分钟。

拔大椎

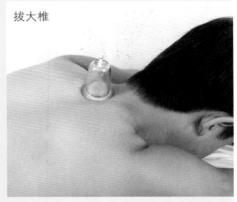

2 在患者背部涂抹润滑剂，沿第七颈椎至骶尾部督脉、背部脊柱两侧膀胱经内侧循行线走罐，至皮肤紫红。

沿背部走罐

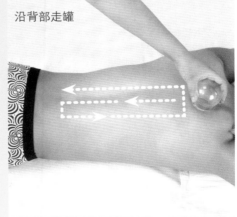

四、艾灸

治疗原理

中医认为高血压病是由情志抑郁、精神过度紧张或饮酒过度、嗜食肥甘厚味等引起的。在相应穴位艾灸可调理全身阳气，提高机体抗病能力，从而起到降低血压的作用。

艾灸关键穴位：风池穴、曲池穴、太冲穴、涌泉穴

艾条温和灸

选择风池穴、曲池穴、太冲穴、涌泉穴进行施灸。先灸头部的穴位再灸四肢穴位。每灸一个穴位前要让患者选择舒适的体位，以免体位不舒服难以长时间保持。点燃艾条的一端，对准穴位皮肤，与皮肤之间的距离保持2~3厘米，以皮肤温热但无灼痛感为宜。每穴灸10分钟，以皮肤出现红晕为度。每天灸1次。灸时注意精力要集中，以免艾灰掉落烫伤皮肤。

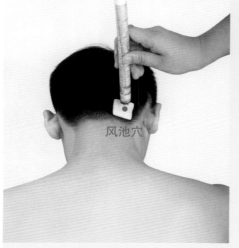

风池穴

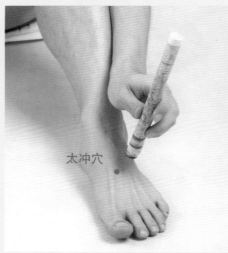

太冲穴

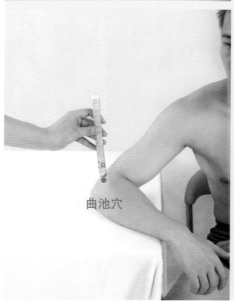

曲池穴

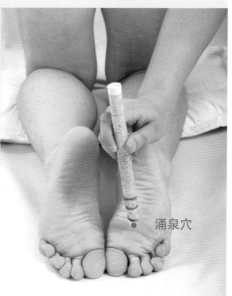

涌泉穴